amazinGRACE

Die neue Dimension der Heilung

Annette Bokpe, Annette Müller

SAN ESPRIT
VERLAG

5. Auflage, 2023

Bildnachweis: Alle in diesem Buch verwendeten Fotos stammen aus dem Privatbesitz von Annette Müller mit allen Rechten.
Besuchen Sie uns im Internet unter www.ecole-san-esprit.de und www.san-esprit-verlag.de

Umschlaggestaltung: Agnieszka Gantz
Umschlagfoto: Annette Müller
Herstellung und Satz: www.behnischdesign.de, Münster
ISBN 978-3-943099-01-0

eBook-Auslieferung: www.info.libreka.de

amazinGRACE

SAN ESPRIT
VERLAG

Inhaltsverzeichnis

Vorwort

Höre den Ruf!
Folge dem Ruf!
Rufe!

Im Tal funkelt das magische Lichtermeer von Waikiki. Es glitzert weiß, gelb und blau im Dunkel der Nacht. Vereinzelt kann ich die Bewegungen der Fahrzeuge verfolgen, die sich über die Stadtautobahn bewegen oder sich den Hügel hinauf- und hinunterschlängeln. Ich lehne am Geländer der Terrasse und lasse meinen Blick über die Stadt schweifen. Ich ahne das Meer in der dunklen Ferne und werde von den weißen Wolken im pechschwarzen Himmel fortgezogen. Ich gebe mich ganz dieser Atmosphäre und der Musik hin, die aus dem Raum hinter mir über mich hinweg ins Tal getragen wird. Bis wohin wird sie zu hören sein und wie klingt es wohl, wenn sie sich mit dem Lärm der Stadt vermischt?

Jeden Sonntag trifft sich eine Gruppe von Leuten, um sich frei und ekstatisch ausgewählten Rhythmen und Klängen hinzugeben. Auch ich erlaube meinem Körper, sich frei zu bewegen – vorsichtig, denn ich kann die Gallensteine, die mich bei meiner Ankunft auf Hawaii wie aus heiterem Himmel überfielen, noch immer schmerzhaft in meiner rechten Seite spüren. Diese Tage sind qualvoll und eine große Herausforderung für mich. Ich fühle mich etwas ratlos und verwirrt. Müde und geknickt gehe ich in eine hintere Ecke des Raumes und setze mich auf den Holzboden. Ich strecke die Beine aus und lehne mich an die Wand. Ich höre einfach nur zu. Ich fühle und beobachte. Es ist interessant zu sehen, wie ein jeder sich so ganz anders und individuell zu den gleichen Klängen bewegt. Mir wird klar, dass mein Vorstellungsvermögen und meine Fantasie hier an Grenzen stoßen. Weiter können sich meine Gedanken nicht bewegen, denn eine solche Vielfalt übersteigt mein Vorstellungsvermögen. Ich frage mich, welche Kraft oder Intelligenz dazu in der Lage ist, unendlich viele

Individuen zu erschaffen, die sich einerseits gleichen und dennoch komplett unterschiedlich sind. Ich fühle mich in diese Frage hinein, ahne die Kraft der Schöpfung, staune und bewundere wieder einmal das, was mir so unbegreiflich und doch so nah ist

Auf dem Weg nach hier oben, im Jeep, fragte mich mein Gastgeber etwas über mein »Erwachen« - so nannte er das. Das Gespräch klingt in mir nach.
»Das war kein Erwachen für mich. Erwachen stelle ich mir anders vor. Es war ein Ruf, den ich vernahm«, war meine Antwort. Ich schilderte ihm – noch immer leicht erschrocken von der Erinnerung – dass ich mich aufgrund der schweren Folgen eines Autounfalls in einer stetigen Abwärtsspirale befunden hatte, ohne die geringste Hoffnung auf Besserung. Und wie durch Magie erfuhr ich damals Heilung durch die Kraft des menschlichen Geistes – durch energetisches Heilen... Geistheilung. Das rettete nicht nur mein Leben, sondern wurde zu einem Ruf. Diesem folgte ich und erlangte selbst wunderbare Heilkräfte. Bei meinem Versuch, das Unfassbare zu begreifen, nannte ich dieses Unerklärliche amazinGRACE.

Und noch immer gibt es für mich keine Alternative zu diesem Namen. Tief in meinem Herzen sage ich zart zu amazinGRACE: »Ich liebe dich!« – dankbar, dass diese unglaubliche Kraft scheinbar mich gewählt hat.

Der Holzboden unter mir und die Wand, an der ich lehne, sind kühl. Ich entspanne mich, lasse alles los und genieße es, im Hier und Jetzt zu sein. Ich atme den Moment. Die Luft trägt das Salz des Pazifiks in sich. Es scheint mir, als trüge sie auch den Segen des Meeres und gleichzeitig das Glitzern der Sterne, das Weiß der Wolken sowie das Schwarz der Nacht zu mir. Etwas verändert sich. Die Musik wird ruhiger und getragener. Der Abend kommt bald zu einem Ende, sagt die langsamere Musik zu dem Puls und dem Adrenalin der Tanzenden. Auch bei mir verändert sich die Stimmung – Ende und Aufbruch machen sich in mir breit. Die Musik wird immer ruhiger. Auf einmal kommt von irgendwoher ganz unerwartet ein Anflug von Gänsehaut über mich und ergreift mich von oben bis unten mit dem Erkennen der Melodie: Amazing Grace! Und es ist mir klar, ganz klar, dass dieses Lied genau zu diesem Zeitpunkt nur für mich spielt! Es ist mein Lied! Die Antwort auf meine Liebeserklärung! Ich gebe mich diesem perfekten Moment hin.

Der Text des Liedes ist in Cherokee, also verstehe ich die Worte nicht. So lasse ich meine ganz eigenen dazu entstehen und so wird es zu einem Zwiegespräch. Da geschieht es: Ich erwache! Ich erwache zu der Erkenntnis, mein eigenes Wunder zu sein. Zeitgleich erlebe ich, dass ich mich selbst liebe. Zum ersten Mal! Jetzt weiß ich, was damit gemeint ist! Ich hebe meinen linken Arm und betrachte meine Hand. Wie schön und vollkommen sie ist! Wie viele Menschen wurden durch meine Hände schon geheilt? Wie viel Glück brachten sie schon? Das ist es, von dem das Lied berichtet. Es ist eine Hymne an mich und ich befinde mich glücklicherweise in einem Zustand, sie annehmen und zulassen zu können. Sie ehrt mich, indem sie mir sagt, wie unsagbar viel ich von dieser empfangenen Gnade zurück- und weitergab. Ich empfange diese Botschaft aus ganzem Herzen und sage zum ersten Mal, ohne falsche Bescheidenheit, ein hundertprozentiges »Ja!« zu amazinGRACE. Dies ist ein Moment der Wahl: »Möchtest du diesen Weg weitergehen? Das Vehikel für amazinGRACE sein?«

Ich atme tief durch und antworte ganz bewusst mit »Ja!« – mit einem »Ja!« der Ehrfurcht und Dankbarkeit.

Annette Müller

1. Ein Anruf mit Folgen

Auf der Suche nach einer Adresse fällt mir eines Tages zufällig die Telefonnummer einer alten Bekannten in die Hände. Annette Müller: erfolgreiche Verlagskauffrau und Betreiberin eines Versandhandels für ausgewählte Geschenkartikel. Spontan beschließe ich, sie anzurufen.

Ich bin gespannt, ob die Nummer noch existiert. Es läutet. »SAN ESPRIT, Guten Tag!«, höre ich schließlich eine mir vertraute Stimme sagen. Tatsächlich! Es ist eindeutig Annette, die sich meldet. Nach etwas einleitendem Smalltalk erkundige ich mich nach ihrem geschäftlichen Befinden und Treiben. »Ich bin inzwischen Heilerin und leite eine Klinik für geistige Heilung im Chiemgau: SAN ESPRIT«, antwortet sie. Was war das? Meine alte Bekannte ist offensichtlich übergeschnappt. Geistheilerin?! Ich kann es nicht fassen. Was war nur in den letzten Jahren mit ihr passiert? Annette unterbricht mein Schweigen: »Da staunst du, was?« Noch bevor ich etwas erwidern kann, berichtet sie, dass sie schon tolle Heilerfolge erzielt hätte und nun sogar eine Schule für Geistiges Heilen betreibt.

An diesem Punkt bin ich drauf und dran, einfach aufzulegen und dem ganzen Spuk ein Ende zu bereiten. Doch höflich, wie ich nun einmal bin, sage ich: »Ist ja interessant! Wie bist du denn dazu gekommen?«
»Ach, das ist eine lange Geschichte. Das muss ich dir alles einmal in Ruhe erzählen. Weißt du, es ist wirklich so großartig, wenn man die Fähigkeit hat, Menschen von Krankheiten zu befreien. Das kannst du dir gar nicht vorstellen!«
Nein, das kann ich tatsächlich nicht. Und auch dass Annette dies vermag, übersteigt mein Vorstellungsvermögen. Wie soll es denn auch möglich sein, dass eine ganz normale Frau ohne jegliche medizinische Ausbildung kranke Menschen heilen kann? Und was heißt überhaupt Geistheilung? Ich denke da doch eher an Manipulation und Täuschung. Bestenfalls treten bei dem einen oder anderen vielleicht

auch Placebo-Effekte ein. Aber wirkliche Heilung? Nein, das halte ich für ausgeschlossen.

Als Annette mich schließlich auch noch fragt, ob ich bei ihr eine Ausbildung zur Heilerin machen will, muss ich mir das Lachen verkneifen. Ich als Heilerin?! Das finde ich amüsant. Nein, eine solche Ausbildung würde ich sicher nicht machen. Da ich einem längeren Gespräch über dieses Thema ausweichen will, antworte ich nur: »Du, das ist jetzt alles ein bisschen viel! Lass mich darüber nachdenken.«
»Ja, dann schau dir doch einfach mal meine Webseite an: www.san-esprit.de«, schlägt Annette daraufhin vor.
»Ja, das mache ich«, sage ich und finde einen Vorwand, um das Gespräch zu beenden. Ich wünsche meiner alten Bekannten alles Gute, viel Erfolg und verspreche, mich zu melden. Letzteres habe ich allerdings nun wirklich nicht vor.

Nachdenklich sitze ich wenige Minuten später an meinem Schreibtisch. Irgendwie geht mir das Telefongespräch nicht aus dem Kopf. Ich beschließe, meinen Kindern davon zu erzählen. Das würde sie sicher amüsieren – insbesondere Ina, denn die strebt ein Medizinstudium an. Doch als ich mit den Worten »Stell dir mal vor...« in ihr Zimmer komme, wehrt sie gleich ab: »Keine Zeit, Mama, wir schreiben morgen eine Mathearbeit.« Auch Anna, deren Abitur vor der Tür steht, ist gerade zu beschäftigt, um sich mit mir zu unterhalten.

Ich gehe in die Küche und mache mir eine Tasse Tee. Nachdenklich betrachte ich die beleuchteten Fenster der Häuser auf der anderen Straßenseite. Ich kann die Wandlung von Annette einfach nicht verstehen. Was hatte sie wohl nur dazu bewogen, sich ausgerechnet mit Geistheilung zu befassen? Außerdem kann ich mir, wenn ich ehrlich bin, auch gar nicht viel darunter vorstellen. Sei's drum! Ich nehme mein Notebook vom Schreibtisch, gehe ins Wohnzimmer und mache es mir auf dem Sofa bequem. Zuerst schaue ich mir die Webseite von SAN ESPRIT an. Anschließend google ich mich auch noch im Internet durch Geistheilung, energetische Heilung und alles was mir sonst noch dazu einfällt. Ohne es richtig zu merken, verbringe ich Stunden damit und stelle fest, dass die esoterische Szene einen breiten Raum im Netz einnimmt. Vereinzelt gibt es überraschenderweise auch die eine oder andere wissenschaftliche Stellungnahme dazu. Das meiste Gelesene bewerte ich mit der Note »großer Schwachsinn«. All dies passt einfach so gar nicht in mein Weltbild. Ich bin tagtäglich mit der Realität großer Unternehmen konfrontiert und berate Menschen, die bei Umstrukturierungen durchs Raster fallen. Mit anderen Worten: Ich kümmere mich um wirkliche Probleme in einer wahren Welt.

Schließlich stolpere ich über einen Bericht einer Dame, deren Gürtelrose durch die Behandlung einer Geistheilerin innerhalb kürzester Zeit verschwand. Dieser Artikel löst etwas in mir aus. Mir fällt ein, dass ich genau das ja selbst schon einmal erlebt habe. Ich komme ins Grübeln. War all das, was ich im Internet über Aura, Schwingungen, geistige Heilkräfte und Chakren las, wirklich nur Spinnerei? Über mein Notebook hinweg schaue ich auf eine Aufnahme, welche zwischen anderen auf einem Schränkchen steht – ein rund 25 Jahre altes Szenenfoto, auf dem ich in der Rolle der Sophie in »Kabale und Liebe« zu sehen bin. Bilder aus längst vergangenen Tagen steigen in mir auf. Ich erinnere mich an den Tag, an dem mich mitten in den Proben eine Gürtelrose mit unglaublichen Schmerzen überfiel. Der Arzt, den ich aufsuchte, schrieb mich umgehend krank und sprach von einer längeren Ruhepause und Geduld. Das wollte ich allerdings alles nicht wahr haben. Nicht jetzt, so kurz vor der ersten Aufführung! Auf der Suche nach einer anderen, schnelleren Lösung empfahl mir ein Kollege, zu einer alten Dame zu gehen, und mir diese Gürtelrose einfach »wegpusten« zu lassen. Das hörte sich für mich zwar verrückt an, in meiner Verzweiflung wollte ich aber auch nichts unversucht lassen.

Der Behandlungsansatz der alten Frau stellte sich gelinde gesagt als eigenartig heraus. Sie machte Kreuzzeichen über den schmerzenden Stellen, murmelte unverständliche Worte und blies mir zwischendurch auf die Haut. Am Ende der Sitzung überreichte sie mir Kartoffelmehl, das ich über die Flecken verteilen sollte. Und bevor ich schließlich ging, wies sie mich noch an, dass ich ihr nun ein Geschenk auf die Kommode legen solle, mich aber weder von ihr verabschieden noch auf meinem Nachhauseweg zurückblicken dürfe. Mir kam das Ganze lächerlich vor. Alles Hokuspokus, dachte ich mir insgeheim. Aber Tatsache ist: Nach drei solcher Behandlungen war ich geheilt.

Als ich meinen Eltern von dieser Erfahrung erzählte, waren diese alles andere als überrascht. Sie kannten solche Phänomene aus ihrer Kinderzeit. Sowohl im Dorf meines Vaters als auch in dem meiner Mutter gab es damals jemand, den man rief, wenn es um Dinge ging, bei denen die klassische Medizin nicht helfen konnte. Neben der Verwendung regionaler Heilkräuter kamen auch Rituale, Gebete und Magie zum Einsatz.

Nachdenklich nippe ich an meinem Tee. Ich erinnere mich an die harte Anfangszeit in Westberlin, wo ich gemeinsam mit meinem afrikanischen Mann ein touristisches Unternehmen mit Spezialisierung Westafrika gründete. Auf unseren zahlreichen Reisen erlebte ich, wie Menschen in Trance versetzt wurden, plötzlich nicht mehr mit ihren eigenen Stimmen sprachen oder Wunden wie von Geisterhand geschlossen wurden. Damals wie heute fällt es mir schwer daran zu glauben, dass hier Heilkräfte oder Magie wirken. Vielmehr bin ich davon überzeugt, dass es für all die verrückten Dinge, die ich sehe, logische Erklärungen gibt. In Benin hingegen, dem Heimatland meines Mannes, zweifelt niemand daran, dass es übernatürliche Kräfte und wundersame Heilung gibt. Nun gut, überlege ich weiter. Selbst wenn es tatsächlich solche Phänomene geben sollte, dann können dies allerdings stets nur bestimmte Personen. In Afrika waren es alte, weise Menschen, die durch geschickte Manipulation, tiefgreifende Menschenkenntnis und mit Hilfe von Pflanzen, deren Heilkraft anderen unbekannt ist, Dinge bewirkten, die uns unerklärbar scheinen. Und selbst wenn man davon ausgeht, dass hier eine höhere Kraft im Spiel sein sollte, steht diese nicht einfach jedem zur Verfügung.

Und jetzt will mir eine stinknormale deutsche Frau erzählen, sie sei Geistheilerin und jeder kann es von ihr lernen, denke ich und schüttle mehrmals meinen Kopf.

Ich gehe noch einmal auf die Seite von SAN ESPRIT und lese im Internet einige Berichte von Menschen, die von Annette Müller behandelt wurden: Skoliosen waren in kürzester Zeit weg, Beinlängenunterschiede ausgeglichen, ja sogar an Krebs erkrankten Menschen wurde geholfen – wissenschaftlich gesehen alles unmöglich. Konnte wirklich etwas Wahres an diesen Berichten sein? Oder glauben Leute einfach so sehr an die Fähigkeit des Heilens, dass sie tatsächlich gesund werden? Andererseits, gibt es nicht vielleicht doch etwas zwischen Himmel und Erde, das wir mit den uns derzeit zugänglichen wissenschaftlichen Methoden noch nicht nachweisen können? Immerhin gab es auch schon den wissenschaftlichen Nachweis darüber, dass die Erde eine Scheibe ist und der Mann, der seinerzeit mit völlig anderen Methoden bewies, dass dem nicht so ist, wurde lange genug ausgelacht, angezweifelt und für verrückt gehalten. Und heute? Tja, heute ist allen klar: Die Erde ist eine Kugel.

Ich schaue auf die Uhr. Es ist bereits halb vier Uhr morgens. Ich bin todmüde und klappe mein Notebook zu. Als ich endlich im Bett liege, drehen sich meine Gedanken im Kreis. Ach, wie lange soll ich mich noch mit diesen Dingen befassen, sage ich mir. Ich beschließe das ganze Thema erst einmal zu vergessen und mich lieber wirklich wichtigen Dingen zu widmen. Und während ich daraufhin darüber nachdenke, was ich alles am nächsten Tag zu tun habe, überfällt mich schon nach kurzer Zeit tiefer, fester Schlaf.

Annette Müller:

Menschen haben keine Ahnung davon, wie großartig sie sind. Sie wissen nicht, welche Kräfte in ihnen schlummern. Es gibt zwar zahlreiche Bücher und Lehren, in denen uns das gesagt wird, und ich treffe auch ständig Leute, die das glauben und auch versuchen zu leben – doch keiner oder nur ganz wenige scheinen es auch umsetzen zu können. Es gibt also diese eine generelle Überzeugung, ein allgemeines Wissen, und dennoch wird es nicht gelebt oder erlebt. Ich selbst kenne nur eine Handvoll Menschen, die anderen ein Leitbild sind – ein Beispiel für das großartige, das wahre Menschsein.

Wenn wir allerdings in unseren Heilpraxen die Hände auflegen und in kürzester Zeit, schon nach wenigen Sitzungen – manchmal bereits nach der ersten – bahnbrechende Heilung stattfindet, dann ist das Staunen spürbar. Man kann es im wahrsten Sinne des Wortes anfassen. Wir Heiler beweisen und leben das, was andere nur theoretisch von sich geben. Wer, wie Annette, die ihren Weg des ungläubigen Staunens und Erfahrens in diesem Buch beschreibt, sich einmal für diesen einen, den alles verändernden Schritt entscheidet, der wird nur selten von Selbstzweifeln geplagt oder am Sinn des Lebens zweifeln.

Manchmal erleben Menschen Wunder, die sie erschüttern und ihr Weltbild infrage stellen. Sie erahnen dann, dass es zwischen Himmel und Erde viel mehr gibt, als sie mit ihrem Verstand sehen und erfassen können. Und doch geraten solche Erfahrungen meist schnell wieder in Vergessenheit – sie passen einfach nicht in die von uns gelernten Muster der Wahrnehmung.

Wunder zu bewirken ist ein Geschenk. Diese Fähigkeit ist für mich eine ganz große Gnade und ein Privileg. Ich halte diese Gabe nicht nur für ein Geschenk, sondern für die Möglichkeit, unser gesamtes Menschheitsbild komplett auf den Kopf zu stellen und neu zu definieren. Menschen halten sich im Kollektiv grundsätzlich für schlecht. Es fällt uns leicht, Dinge zu sagen wie: »Wir bringen einander um«, »Wir zerstören die Umwelt«, »Wir rotten Tiere aus«, »Wir gefährden den Planeten« und vieles mehr... So etwas geht uns leicht über die Lippen. Doch zu sagen, dass wir Menschen herrlich sind, Brücken bauen, Energie erzeugen, Flugzeuge durch die Lüfte fliegen und Eisen auf den Ozeanen schwimmen lassen, so wagt keiner zu denken und schon gar nicht zu fühlen. Doch nur etwas Gefühltes ist Realität! Theorie bringt uns nicht weiter! Wir sind die Kinder Gottes. Wir sind ihm ebenbürtig. Und wir alle können im Kleinen das erschaffen, wozu Gott im Großen in der Lage war und ist.

2. Abschied und Aufbruch

Einige Wochen später erhalte ich einen furchtbaren Anruf. Schon morgen muss sich mein Cousin einer Notoperation am Herzen unterziehen. »Es sieht nicht gut aus«, sagt meine Mutter traurig am Telefon und fügt hinzu: »Peter ist so geschwächt, dass eine Operation eigentlich nicht möglich ist.« Ich schlucke. Aber ohne diesen Eingriff kann er auch nicht weiter leben, denke ich. Peter ist schon seit sehr langer Zeit krank. In jungen Jahren war er Spitzensportler in der ehemaligen DDR. Die damals eingesetzten Medikamente und Aufputschmittel vergifteten und zerstörten seinen Körper. Bereits vor dreißig Jahren räumten ihm seine Ärzte nur noch eine Lebenserwartung von höchstens zehn Jahren ein.

Am Abend liege ich auf dem Bett und starre an die Decke. Ich fühle mich hilflos und ohnmächtig. Ich will einfach irgendetwas tun. In dieser aussichtslosen Situation treffe ich eine Entscheidung. Spät am Abend rufe ich Annette an. Ich schildere kurz die Situation und frage sie um Hilfe. Um Peter über Fernheilung Impulse schicken zu können, bittet sie mich, ihr ein Bild von ihm zu schicken. Ein solches kann ich allerdings in der kurzen Zeit nicht auftreiben. Ach, was hätte sie denn auch schon tun können, denke ich am nächsten Morgen und bin in Wahrheit erstaunt, dass ich sie überhaupt kontaktiert habe. Und dennoch hatte dieses Telefonat mit Annette irgendetwas Tröstendes, das ich mir nicht erklären kann.

Nach seiner schweren Operation wird Peter in einen künstlichen Tiefschlaf versetzt und liegt im Universitätsklinikum Jena auf der Intensivstation – angeschlossen an eine Herz-Lungen-Maschine und diverse andere Geräte. Meine Kinder und ich zögern nicht lange und fahren zu ihm. Als wir sein Zimmer betreten, erschaudere ich: Alles blinkt und überall sind Kabel und Drähte. Mein Cousin ist kaum noch als Mensch zu erkennen. Alles ist nur noch Technik.

Der verantwortliche Pfleger macht uns klar, dass Peter nichts von unserem Besuch spürt, da sich ein künstlicher Tiefschlaf wesentlich von einem klassischen Koma unterscheidet. Dennoch sitzen wir an seinem Bett, streicheln ihn und sprechen zu ihm. Während meine Töchter bei Peter im Zimmer bleiben, gehe ich auf den Flur und beschließe, Annette ein weiteres Mal anzurufen. Diesmal erläutere ich ihr seinen Zustand im Detail. Sie macht mir keine falschen Hoffnungen. Im Grunde macht sie mir überhaupt keine Hoffnung. Peter kann in diesem fortgeschrittenen Stadium der Krankheit nicht mehr geheilt werden – aber darum geht es mir in Wahrheit auch gar nicht mehr. Ich weiß auch nicht... vielleicht will ich einfach nur noch ein letztes Zeichen: eine Verbindung, einen Abschied.

»Lege deine Hände auf Peters Kopf, wenn du wieder ins Zimmer gehst, und ich sende von hier aus über dich Impulse«, weist Annette mich an. Da ich mein Mobiltelefon nicht mit zu ihm nehmen darf, vereinbaren wir einen minutengenauen Zeitpunkt, an dem wir unser Vorhaben starten wollen. Als ich schließlich an Peters Bett stehe, lege ich zu der vereinbarten Zeit meine Hände auf seinen Kopf. Ohne eine Regung liegt er da. Peter fühlt sich unglaublich kalt an. Nach ein paar Sekunden spüre ich plötzlich eine unglaubliche Hitze in meinen Handflächen, welche auf seinen Körper übergeht. Im gleichen Moment sagt meine Tochter, die seine Hand hält: »Mama, jetzt hat sich seine Hand bewegt.«

Als wir dies später dem Pfleger erzählen, erläutert er uns, dass dies völlig unmöglich sei. In einem künstlichen Koma sind sowohl sämtliche Schmerzen als auch das Bewusstsein ausgeschaltet. Empfindun gen jeglicher Art oder gar Bewegungsreflexe sind dementsprechend unmöglich. Dieses Erlebnis beschäftigt mich für eine lange Zeit. Es verblüfft mich nicht nur, sondern berührt mich tief. Immer wieder tauchen in mir die Bilder von damals auf. Obwohl medizinisch ausgeschlossen, wurde der eiskalte Körper meines Cousin für einen kurzen Moment warm und seine Hand drückte die meiner Tochter. Kurze Zeit später starb Peter. Doch eben dieses letzte Zeichen erleichterte uns – meinen Kindern und mir – den Abschied und die Trauer.

Ich kann mir nicht helfen: Die Vorstellung, jemanden zu kennen, der vielleicht tatsächlich heilen kann, fühlt sich irgendwie gut an. Immer öfter entsteht in mir der Wunsch, mehr über Geistheilung zu erfahren. So nehme ich mir vor, Annette einfach einmal zu besuchen und sie bei ihrer Tätigkeit zu beobachten. Einige Monate später rufe ich sie an.

»Ja, klar kannst du mich besuchen«, sagt Annette, als ich ihr von meinem Plan erzähle. »Willst du nicht gleich die Ausbildung mitmachen? Das sind mehrere Intensiv-Wochenenden, die sich über einen Zeitraum von zwei Jahren verteilen.«
Nein, an der Ausbildung würde ich sicher nicht teilnehmen, denke ich still bei mir. Trotzdem empfinde ich eine gewisse Neugier. Und eben diese Neugier ist dann auch der Auslöser für eine Idee, die mir spontan in den Sinn kommt.
»Was hältst du davon, wenn ich mir die Ausbildung als Journalistin ansehe und sie dokumentiere oder etwas darüber schreibe?«, frage ich zurückhaltend.
»Ja, das ist eine tolle Idee!«, antwortet Annette.
Ich erkläre ihr, dass ich skeptisch sei und sehr kritisch an dieses Unterfangen herangehen würde. »Wenn ich ein Haar in der Suppe finde, werde ich es schreiben. Und ich werde nach diesem Haar suchen.«
»Prima!«, antwortet Annette. »Das erste Ausbildungsmodul beginnt am 30. Januar 2009. Ich freue mich auf dich!«
Ihre Selbstsicherheit macht mich sprachlos.

Zwei Monate später hebt meine Maschine am frühen Freitagmorgen in Berlin Tegel ab. Während ich in den strahlend blauen Himmel schaue, fällt mir plötzlich ein, dass ich ja gar nicht weiß, wie Annette aussieht. Ich kenne sie nur über das Telefon und von Fotos auf ihrer Webseite. Würde ich sie wohl am Flugplatz erkennen? Aber sicher, denke ich kurz darauf. Sie wird auffällig aussehen, wie alle esoterischen Leute: Amulette, ein folkloristisches Flatterkleid und der klassische »Ich-Liebe-Euch-Alle«- Blick. Entspannt lande ich auf dem Flugplatz in München. Ich nehme mein Gepäck in Empfang und begebe mich erwartungsvoll zum Ausgang. Meine Blicke streifen über die dort wartenden Menschen. Einige Sekunden später ruft jemand meinen Namen. Ich erkenne die Stimme sofort. Als ich Annette sehe, bin ich dann doch ein wenig enttäuscht. Keines meiner Vorurteile wird bestätigt: Keine Amulette, kein Flatterkleid, nicht einmal der betont liebevolle Blick. Stattdessen hat sie eine braune Schlaghose an, samt dazu passenden Rollkragenpullover. Darüber trägt sie einen dicken Mantel. Sie sieht wie eine ganz normale Frau aus.

Wir umarmen uns und Annette sagt: »Das Beste ist, du nennst mich Neti. Wir müssen uns ja irgendwie wegen unserer gleichen Vornamen unterscheiden. Neti ist übrigens auch mein spiritueller Name.«
Spiritueller Name, aha, denke ich und sage: »Ich muss meinen Namen aber nicht verspiritualisieren, oder?«
»Nein«, sagt Neti und lacht laut, »bloß nicht. Unser Ziel ist es, das Geistige Heilen gesellschaftskonform zu präsentieren, da würde so etwas nur stören. Und stelle dir dich doch einmal als seriöse Geschäftsfrau mit einem indischen Namen vor…« Da lachen wir beide herzhaft. Ich erhielt gerade eine Kostprobe von Netis prägnantem Humor.

In Frabertsham angekommen, biegen wir in die Schnaitseer Straße. Die Villa SAN ESPRIT thront auf einer kleinen Anhöhe. Sie erinnert mich an einen Herrschaftssitz. Der Gelbton, in dem die Villa gestrichen ist, hebt sich von den weißen Holzläden ab, welche die Fenster rahmen. Als wir durch das große, kunstvoll geschmiedete Tor auf das Grundstück fahren, erkenne ich erst die wahren Ausmaße des Geländes. Das ist kein Garten, das ist ein Park, denke ich. Ich bin beeindruckt. Durch eine schwere Eingangstür aus Eichenholz betreten wir das Haus. »Ich bringe dich erst einmal in dein Zimmer. Danach zeige ich dir alles«, sagt Neti, während sie eine Tür öffnet, hinter der eine großzügige Treppe in die erste Etage führt. »Hier oben in den Räumen sind normalerweise Besucher untergebracht, die sich für einen stationären Aufenthalt entscheiden. Jetzt am Wochenende bewohnen die Schüler des Kurses diesen Bereich«, erklärt sie und öffnet die Tür zu meiner Unterkunft. Wir stellen mein Gepäck ab. Anschließend führt Neti mich durch das gesamte Haus.

»Das ist ja richtig luxuriös bei dir«, sage ich anerkennend. Alles passt zusammen. Die Details sind liebevoll ausgewählt und platziert. Jeder einzelne Raum hat eine ganz eigene Note.

Als wir später gemeinsam essen, verleihe ich meiner Bewunderung für dieses prachtvolle Anwesen und dessen wunderbarer Einrichtung noch einmal Ausdruck.
»Machst du das hier alles eigentlich ganz alleine?«, frage ich sie.
»Nein, natürlich nicht. Das wäre auch gar nicht zu schaffen. Zita, meine Mutter hilft mir sehr und natürlich Anya, meine Tochter.«
Wir unterhalten uns noch über alles Mögliche. Je länger unser Gespräch dauert, desto mehr fällt mir auf, dass Neti komplett ohne esoterische Anwandlungen und Formulierungen auskommt. Sie, die offensichtlich alles gut im Griff hat, kritisch aktuelle Themen reflektiert, sehr gut informiert ist und mitten im Leben steht, passt in so gar kein Klischee. Über ihre Erfolge als Geistheilerin spricht sie wie andere über ihre beruflichen Erfahrungen als Ingenieur, Wissenschaftler oder Coach. Später helfe ich ihr noch beim Herrichten des Seminarraums. Dieser wirkt trotz seiner beachtlichen Größe ausgesprochen behaglich. Dafür sorgt neben dem mit Holzparkett ausgelegten Fußboden ein Kachelofen, aus dem man das Knacken von brennenden Scheiten vernehmen kann. Neben dem Ofen stehen eine Couch sowie mehrere Hocker und Sessel. Am hinteren Ende des Raums befinden sich zwei Behandlungsliegen. Das Zentrum des Zimmers bildet ein riesiger, massiver Holztisch mit geschwungen geschnitzten Beinen, auf dem wir Schreibmaterial, mehrere Glasschalen mit Nüssen sowie Gläser und Karaffen mit Wasser verteilen. Die notwendigen Stühle platzieren wir um den Tisch herum. Während wir mit all dem beschäftigt sind, frage ich Neti, ob es denn besondere Zugangsvoraussetzungen für die Ausbildung gibt und wie das alles ablaufen würde.

»Nein, bestimmte Voraussetzungen oder Vorbildungen muss keiner mitbringen, nur nachgewiesene Störungen in der Gehirnchemie sowie Drogen-, Alkohol- oder Medikamentenmissbrauch stellen Gründe dar, dass man eine solche bewusstseinserweiternde Ausbildung nicht machen kann«, bekomme ich als Antwort. Weiter erklärt Neti

mir, dass in jedem der Ausbildungsmodule neue Heiltechniken vermittelt und geübt werden.
»Es wird erläutert, in welchen Fällen man welche Techniken oder Methoden anwendet und alles wird immer gleich untereinander ausprobiert. Das Wichtigste hierbei sind Kraftanbindungen, die es den Schülern erlauben, wirkliche Wunderheiler zu werden.«
Noch bevor ich auf das Wort »Wunderheiler« reagieren kann, klingelt Netis Telefon und sie eilt aus dem Zimmer. Ich sehe ja heute Abend, wie das alles hier so abläuft, denke ich bei mir und betrachte zufrieden unseren fertigen Seminartisch. Mein Blick wandert weiter im Raum. Eine Glastür führt in den Wintergarten. Ich betrete ihn und genieße die Aussicht über den Park und die sich daran anschließende, schier unendliche Weite. Frabertsham scheint am Ende der Welt zu liegen. In dem Ort gibt es vielleicht noch zehn, elf weitere Häuser. Ansonsten sehe ich rund um den Park der Villa nur Wiesen, Felder, Wälder und Himmel – soweit das Auge reicht.

Als ich etwas später in meinem behaglichen Gästezimmer den Koffer auspacke, versuche ich, meine Eindrücke zu sortieren. Ich befi - de mich an einem Ort, an dem ich mich vom ersten Augenblick an wohlfühle. Die Atmosphäre im Haus hat etwas Beruhigendes, Warmes, Besonderes – und das hat nicht nur mit der geschmackvollen Einrichtung zu tun. Ich denke an eine Freundin von mir, die immer, wenn sie irgendwohin kommt, darüber spricht, ob sie dort »Good Vibrations« oder »Bad Vibrations« spürt. Für mich ist das Einschätzen solcher Schwingungen immer ein Ausdruck dafür, wie man sich in Gegenwart von Menschen und deren Umgebung fühlt. Und hier? Alle Räume hier – ja sogar der Park – senden mir starke »Good Vibrations«. Ich verliere mich in meinen Gedanken. Wie oft wende auch ich, die nüchterne und rationale Annette, in der Alltagssprache Worte wie »gute Energien«, »Schwingungen«, »Aura« oder »Wellenlänge« an. Und, wie oft sage ich zu meinen Kindern oder guten Freunden Sätze wie »Ich schicke dir Kraft«, obwohl ich das doch eigentlich gar nicht kann. Ich grüble. Oder war ich vielleicht doch dazu in der Lage?

Annette Müller:

Warum kann ein Heiler heilen? Warum kann er, wenn er jemandem die Hände in dieser Absicht auflegt oder über Gedanken Heilimpulse schickt, Veränderungen hervorrufen? Und warum können das nicht alle Menschen, wenn diese Fähigkeit doch in jedem von uns schlummert? Die Antwort ist: Es ist das erweiterte Bewusstsein, das ihn dazu befähigt.

Was ist nun erweitertes Bewusstsein? Ganz einfach, denn ich bin immer für das Einfache: Es ist nichts anderes als Erfahrung. Die Erfahrung, dass man Heilen kann, bewirkt, dass man Heilen kann. Erleben und Erfahrung schaffen Bewusstseinserweiterung. Etwas zu wissen, das man vorher nicht wusste, ist Bewusstseinserweiterung. Ein Beispiel: Ein mittelloser Mensch lebt in einer zerfallenen Hütte und darbt in Armut vor sich hin. Wenn er wüsste, dass vor einiger Zeit vor seinem Haus ein Schatz vergraben wurde, könnte er ihn ausgraben. Er wäre dann nicht mehr arm und würde sich auch nicht mehr arm fühlen. Da er dies allerdings nicht weiß und es ihm auch keiner sagt oder zeigt, bleibt ihm sein Reichtum verschlossen.

Wenn ein Mensch sein Gedächtnis verliert, so verliert er auch über die Zeit das Bewusstsein für seinen Wert und seine Individualität. Im Laufe der in diesem Buch beschriebenen Ausbildung gingen die Schüler und ich gemeinsam in das Altersheim von Frabertsham, um dort deren neugewonnen Fähigkeiten anzuwenden, zu heilen und den alten Menschen etwas Gutes zu tun. Es war für mich an diesem Tag schockierend, vormals voll im Leben stehende, kraftvolle und lebensfrohe Menschen, hilflos und abhängig – teilweise in Abwesenheit ihres Verstandes und Gedächtnisses – zu begegnen. Allerdings führte mir dieser Besuch auch wieder einmal ganz klar die Wichtigkeit eines funktionierenden Bewusstseins und das Drama des geistigen sowie körperlichen Verfalls vor Augen. In einem Altersheim erleben wir das Gegenteil von einem erwachten Geist. Wir bekommen drastisch vor Augen geführt, was es bedeutet, mit einem erloschenen Geist zu leben: Menschen ohne Bewusstsein für sich selbst, wer sie sind oder einmal waren. Was nutzt es im Endeffekt, wenn man der Erfinder des Rades ist, sich aber an nichts mehr erinnert. Es ist erschütternd.

An unserer Schule, der ÉCOLE SAN ESPRIT, üben wir in bewusstseinserweiternden Aufgaben unser Gehirn darin, seine Zellen zu aktivieren und neue neuronale Verknüpfungen herzustellen, um so die bislang brachliegenden Fähigkeiten langsam aufzuwecken und zu schulen. Meiner Meinung nach werden unser Verstand und Gehirn von unserer Gesellschaft tagtäglich mit beschränkenden und einengenden Gedanken bombardiert. Das Resultat ist Bewusstseinsbegrenzung. Von Geburt an werden wir auf ein oberflächliches Rädchen-Dasein programmiert. Wir sollen reibungslos funktionieren.

Ich erinnere mich noch sehr gut daran, dass ich in meiner Jugend qualvolle, leidvolle Gedanken und überwältigende Gefühle absoluter Sinnlosigkeit hatte. Es wollte mir damals nicht einleuchten, warum ich in der Schule so einen uninteressanten Schwachsinn lernen muss. Ich verstand nicht, wieso ich irgendeinen Beruf erlernen soll, der mich nicht im Geringsten interessiert und warum ich Tag für Tag Zeit verschwenden soll für etwas, das meiner Ansicht nach komplett unlogisch ist. Auch konnte ich nicht akzeptieren, warum ich Menschen bewundern und achten soll, die dadurch reich werden, dass sie andere ausnutzen und ausbeuten. Ich hinterfragte also wütend, weshalb ich Tag für Tag eine Arbeit machen soll, die andere reich, mich selbst aber kaputt macht: Und das alles nur, um eines Tages erschöpft in mein Grab zu fallen. Heute denken sicherlich nicht nur Jugendliche in der Pubertät so. Fast jeder einzelne Erwachsene, dem ich begegne, trägt diese Gedanken in sich und sucht nach einem Ausweg – doch die Fesseln der Programmierung sitzen eisern und fest.

Mit den verschiedenen Übungen der Ausbildung öffnen wir unseren Geist. Wir erschließen uns andere Ebenen des Erlebens. Wir stellen eine Verbindung mit unserer Intuition her und dies ermöglicht es uns, neue geniale und brillante Gedanken zu entwickeln sowie Zusammenhänge zu erkennen, die weit über das einschränkende Gedankengut unserer Gesellschaft hinausgehen. Wir erweitern also unseren Blick und Horizont. Und so finden wir einen Ausweg aus dem Rädchen-Dasein. Wir breiten unsere Schwingen aus und erfahren unglaubliche Lebenskraft und Freude.

3. Die Zusammenkunft

Inzwischen ist es dunkel. Ich bin natürlich auf die anderen Schüler neugierig, die langsam in der Villa SAN ESPRIT eintrudeln. Von Neti weiß ich, dass neben mir noch acht andere Personen an der Ausbildung teilnehmen. Was werden das wohl für Leute sein, frage ich mich gespannt. Ich zücke meinen Notizblock und gehe nach unten.

Als ich so in die Runde schaue, sehe ich einen bunt zusammengewürfelten Haufen von Frauen im Alter zwischen Mitte Zwanzig und Ende Fünfzig. Neti blickt jede einzelne lächelnd an und sagt: »Ich begrüße euch alle nochmal herzlich und freue mich, dass ihr an der Ausbildung teilnehmt. Stellt euch doch erst einmal vor und erzählt, wie ihr auf SAN ESPRIT aufmerksam geworden seid und was euch dazu bewegt hat, euch zu Heilern ausbilden zu lassen.« Sie sieht mich an. Alles klar! Ich bin also als Erste an der Reihe. Ich fasse mich kurz und erzähle, dass ich Neti schon lange kenne und durch Zufall nach Jahren wieder mit ihr in Kontakt gekommen bin. Dass ich jetzt hier sitze, sei meiner Neugier geschuldet.
»Ich bin also einfach nur gespannt, wie eine Ausbildung zum Geistigen Heilen abläuft. Eine Vorstellung habe ich davon überhaupt nicht und auch sonst habe ich von diesem Metier absolut keine Ahnung.«
»Erzähle doch noch, welches spezielle Erlebnis dein Interesse geweckt hat«, sagt Neti. Daraufhin berichte ich mit leicht bebender Stimme von Peter.

Nach einigen Sekunden teilnahmsvoller Stille sieht Neti meine Nachbarin an und bittet sie: »Erzähl du doch mal, Heike.«
»Ich bin durch die Fliege-Zeitschrift auf SAN ESPRIT aufmerksam geworden«, antwortet sie. »Mein Sohn war ja ein Frühchen und in seiner körperlichen Entwicklung immer ein bisschen hinterher. Er hatte auch viele gesundheitliche Probleme. Was mir bei ihm zu dieser Zeit am meisten Sorgen machte, war sein allmorgendlicher Würgereiz. Deshalb konnte er oft wochenlang nicht zur Schule. Da las ich

in der besagten Zeitung einen Artikel über Neti. Und weil wir sowieso einen Urlaub in Bayern planten, meldeten wir uns bei ihr an und kamen dann auf der Rückreise nach Frabertsham.« Heike holt kurz Luft, bevor sie fortfährt: »Naja, wir verbrachten dann also das ganze Wochenende hier und ließen uns alle – mein Mann, mein Sohn und ich – von Neti und ihrer Mutter Zita behandeln. Auf dem Heimweg sagte dann mein Sohn plötzlich, dass seine Augen irgendwie anders sind. Dazu muss ich sagen, dass er ein irreparables Augenproblem hatte. Es war immer so, dass ein Auge, sobald man die Hand davor hielt, ausfiel und wegrutschte. Laut Arzt konnte man daran nichts ändern. Und jetzt auf einmal verhielt sich sein Auge normal. Neti hatte von alldem nicht einmal etwas gewusst. Deshalb staunten wir umso mehr. Und nicht nur das: Auch der Würgereiz meines Sohnes war weg. Und als Draufgabe verschwand auch noch die Allergie meines Mannes, mit der er seit Jahren gekämpft hatte.«

Links neben mir sitzt Katja. Ihr schlanker und durchtrainierter Körper scheint immer angespannt und in ständiger Bewegung zu sein. Ihre jugendliche Kraft und Energie lässt mich an meine Töchter denken. Als sie nun von Neti gebeten wird zu berichten, sprudelt es in tiefstem Bayrisch aus ihr heraus: »Zu Neti bin ich gekommen, weil ich schon lange bei Orthopäden, Chiropraktikern und Osteopathen in Behandlung war. Aber keiner konnte mir wirklich richtig helfen. Meine Rücken- und Knieschmerzen blieben. Dann kam ich ins Zentrum SAN ESPRIT. Schon bei der ersten Behandlung merkte ich eine enorme Besserung. Die Rückenschmerzen waren fast komplett weg. Ich fühlte mich auch nicht mehr so müde. Und nach der zweiten Behandlung hatte ich dann gar keine Schmerzen mehr.«
Dann berichtet Katja von ihrem Sohn: »Ich hatte damals auch viele Probleme beim Stillen. Neti bekam das dann in kürzester Zeit hin. Mein Kleiner trank seither wieder und schlief danach selig ein.« Ich sehe, wie Neti lächelt. Katja spricht indes fast ohne Punkt und Komma weiter: »Sie richtete ihm auch erfolgreich den Atlas sowie das Kiefergelenk ein. Und seine vielen Darmkoliken wurden von Neti über das Telefon geheilt. Ach, ich könnte ja noch stundenlang erzählen, was sie schon alles bewirkt hat. All die schlimmen Allergien, die er hatte, waren nach der

Behandlung weg. Und Neti, weißt du noch, als er das kleine Stück Stoff verschluckt hat? Mein Bub krümmte sich danach vor Schmerzen. Ich fuhr sofort mit ihm ins Krankenhaus. Doch nach einem Anruf bei dir, waren die Schmerzen bei der Ankunft schon verschwunden.«
Katja schüttelt den Kopf und sagt: »Ich bin zu einem neuen, gesunden und glücklichen Menschen geworden. Und jetzt, wo ich die Ausbildung mache, kann ich meiner Familie in Zukunft selbst helfen.«

Als Nächstes ist Christiane an der Reihe. Sie ist Physiotherapeutin und Heilpraktikerin und träumte seit ihrer Jugendzeit davon, Ärztin zu werden und Menschen zu heilen. So machte Christiane nach ihrem Abitur eine Ausbildung zur Physiotherapeutin.
»Ich habe in der Klinik, in der ich damals tätig war, beobachten können, was im Arztberuf teilweise abläuft. Mit der Entwicklung im Gesundheitswesen wollte ich mich nicht mehr identifizieren. Mir wurde klar, dass ich meine therapeutischen Prinzipien im Klinikbetrieb nicht mehr verwirklichen kann. Darum gab ich auch mein Ziel, Ärztin zu werden, sowie meine Anstellung als Führungskraft in der Physiotherapie des Krankenhauses auf.«
Seit damals war Christiane auf der Suche nach noch wirkungsvolleren und vor allem nachhaltigen Heil- und Therapiemethoden. Doch das was sie fand, machte sie nicht glücklich.
»Vieles war mir zu esoterisch, zu versponnen. Mit all diesen pseudospirituellen Leuten, die ich auf meiner Suche nach der wirklichen Essenz traf, konnte ich nichts anfangen. Diese Wellness-Spiritualität, bei der alle auf Wolke Sieben schweben und nach außen ja ach so glücklich sind, beeindruckte mich nicht. Am meisten störte mich aber, dass Ausbildungen, die im spirituellen Bereich beziehungsweise in der geistigen Heilung angeboten wurden, zu manipulativ waren – ja sogar Abhängigkeiten generierten.«

Etwas enttäuscht legte Christiane also ihr Interesse an der Geistigen Heilung ad acta. Eines Tages aber berichtete ihr ihre beste Freundin Kathrin, dass sie sich in einer Klinik für Geistiges Heilen, welche sich in ihrer unmittelbaren Nähe befindet, behandeln ließ. Seitdem hatte sie keine Rückenschmerzen mehr.

»Irgendwann im Frühjahr 2008 kam meine Freundin dann mit einer Anzeige, in der SAN ESPRIT zum Tag der offenen Tür einlud. Und um ihr einen Gefallen zu tun, ging ich mit«, berichtet Christiane. »Was dann passierte, war für mich wirklich faszinierend. Neti fragte, ob jemand sich für eine Heilvorführung zur Verfügung stellen wolle, woraufhin sich eine junge Frau meldete. Als versierte Physiotherapeutin sah ich sofort, dass sie unter einer starken Skoliose und einem Rundrücken litt. Neti zeigte dem Publikum die Wirbelsäulenprobleme der jungen Frau und tat dann etwas – nein, sie tat eigentlich gar nichts, was man sehen konnte. Aber so oder so: Nach wenigen Sekunden waren sowohl der Rundrücken als auch die Skoliose fast gänzlich weg. Das war für mich ein Wunder! Ein solches Ergebnis ist normalerweise vielleicht nach Jahren zu erzielen, aber niemals in Sekundenschnelle. Trotzdem, ich konnte mir das damals weder schulmedizinisch noch sonst irgendwie erklären und blieb deshalb skeptisch. Kathrin jedoch sah das ganz anders und war total von dem Wunsch erfüllt, hier eine Ausbildung mitzumachen.«

Neti unterbricht kurz: »Da sollte man vielleicht auch erwähnen, warum das so war. Kathrins Vater war ja hier zur Behandlung. Aufgrund eines Bandscheibenvorfalls in der Lendenwirbelsäule litt er unter einer Taubheit seines linken Beins. Weder zwei Operationen noch die anschließende Reha oder Akupunktur hatten ihm Linderung verschafft. Nach der Behandlung bei uns ließ die Taubheit in seinem Bein dann fast um die Hälfte nach. Doch das ist noch nicht das Ende der Geschichte: Auf den MRT-Bildern seiner Halswirbelsäule war ursprünglich zu sehen, dass sich die operierten Wirbel aufzulösen begannen. Deshalb sollte er noch einmal unter das Messer: Ein sehr risikoreiches Verfahren, aber es war die einzige Möglichkeit, die er noch hatte. Kathrins Vater kam dann noch einmal zu mir und brachte die Röntgenbilder mit. Er bat mich, seine Halswirbelsäule zu behandeln – was wir dann auch viermal im Abstand von einem Monat machten. Danach fühlte er sich deutlich besser. Anschließend fand eine Röntgenaufnahme zur Überprüfung statt. Die Degeneration war nicht weiter fortgeschritten, im Gegenteil: Auf den Aufnahmen war ein deutlicher Knochenaufbau zu erkennen.«

»Also musste er dann nicht mehr operiert werden?«, frage ich.
»Nein, das musste er nicht«, sagt Neti. »Als der Arzt die neuen Aufnahmen ansah, sagte er, dass die Operation nun nicht mehr nötig wäre. Erklärung für die Heilung hatte er keine.«
Christiane nickt und setzt ihre Geschichte fort. »Ich entschied mich dann schlussendlich auch dazu, mich von Neti behandeln zu lassen. Ich hatte damals einen Becken- und einen Rippenschiefstand sowie eine Verdrehung der Wirbelsäule. Meine ständig vorhandenen Schmerzen ließen sich weder durch Krankengymnastik noch durch osteopathische Behandlungen in den Griff bekommen. Tja, und was soll ich sagen... Schon bei der ersten Berührung durch Neti empfand ich ein tiefes, wohliges Gefühl. Ich spürte fließende Energie. Als ich dann nach kurzer Zeit wieder aufstand, war meine Skoliose fast ausgeglichen. Mein Beckenschiefstand war weg und meine Beinlängendifferenz auch. Meine Hose hing seltsam an mir. Ich war wirklich beeindruckt!«
»Ja, und dann warst du noch bei der Aura-Sitzung«, sagt Neti.
»Ja, genau. Das riet Kathrin mir, weil meine Skoliose noch nicht ganz weg war und das war dann wirklich gigantisch! Ich spürte während dieser Sitzung, wie sich meine Haltung ein weiteres Mal veränderte. Am Ende war ich völlig gerade. Ich war sozusagen in meiner Mitte – sowohl körperlich als auch geistig. Da war ich dann wirklich überzeugt und meldete mich für die Ausbildung an.«
Neti lächelt und wendet sich zu mir: »Na, was sagst du?«
»Hört sich toll an«, antwortete ich etwas verlegen, weil ich mich natürlich auch frage, wie das alles nur sein kann.

Es geht munter weiter in der Runde. »Renata«, sagt Neti zu einer jungen Frau, die unten an der Stirnseite des Tisches sitzt. Diese beginnt ausgesprochen bedächtig mit ihrem Bericht. Es wird heute so viel über Entschleunigung geschrieben. Renata verkörpert genau das.
»Ich bin viel nach Indien gereist. Ich hielt mich dort in verschiedenen Ashrams auf und besuchte auch bewusstseinserweiternde Kurse. Außerdem bin ich sehr aktiv im Biodanza.«
Jetzt muss ich nun doch mal nachfragen: »Was ist Biotanzen?«
»Biodanza«, verbessert Renata mich und erklärt: »Es ist im Großen und Ganzen eine spirituelle Weise der Bewegung. Es geht um die Ent-

faltung der eigenen Potenziale durch Tanzen, Poesie und Rituale. Für mich ist es ein wunderbarer Ausgleich zu meinem aufreibenden Job.«
»Was hast du denn für einen Job?«, will ich wissen.
»Ich bin Controllerin in einem großen Konzern.«
Ich bin platt. Ich kenne einige Controller: Klienten von mir. Das sind meist ausgesprochen sach- und realitätsbezogene Menschen. Sie bewegen sich in der Welt von Zahlen und Fakten. Zum Ausgleich treiben sie bestenfalls Sport. Ich stelle mir vor, wie diese Klienten wohl reagieren würden, wenn ich sie nach ihrer spirituellen Entwicklung frage. Renata merkt meinen überraschten Blick und fährt lächelnd fort: »Therapieren ist nicht mein Ziel. Aber ich möchte gerne Harmonie in den alltäglichen Wahnsinn bringen, der in einem solch großen Konzern auf den Etagen wütet.«
»Und, warum machst du dann diese Ausbildung?«, möchte Katja nun wissen.
»Ich war bei Neti zur Behandlung. Dort spürte ich eine so gute Energie und solch eine besondere Kraft – da wusste ich, dass ich diese Ausbildung machen muss. Für mich ist dies vorrangig zur Bewusstseinserweiterung und für meine individuelle Entwicklung wichtig. Ich freue mich jedenfalls sehr, hier sein zu dürfen.«

Als nächstes meldet sich Tanja. Sie wirkt zurückhaltend und spricht in einem leicht fränkischen Dialekt.
»Ich komme aus Rattelsdorf. Das ist in der Nähe von Bamberg. Ich habe zwei Kinder, eine Tochter und einen Sohn. Johannes, mein Sohn, ist schwer behindert. Er ist jetzt zehn. Im Gegensatz zu anderen Kindern, die groß werden und den Müttern damit zunehmend mehr Gestaltungsraum für ihr berufliches und privates Leben lassen, bleibt mein Kind immer ein Baby.« Eine betroffene Stille herrscht im Raum, während Tanja spricht.
»Vor einigen Jahren ist mir dann alles zu viel geworden. Ich bekam Migräne und hatte tagtäglich Kopfschmerzen, die ich mit Schmerzmitteln unterdrückte. Ich erkannte mit der Zeit, dass sich in meinem Leben etwas verändern muss. Ich wollte wieder richtig gesund werden und ins Gleichgewicht kommen. So öffnete ich mich verschiedenen alternativen Therapien, von denen mich jede einzelne ein kleines

Stück weiter brachte. Und dann – eines Tages – las meine Mutter in einer Zeitung einen Beitrag über die Klinik SAN ESPRIT und ließ sich dort behandeln.«

»Ja, daran kann ich mich noch gut erinnern«, bestätigt Neti.

»Meine Mutter hatte damals ja bei jedem Schritt Schmerzen und das eigentlich überall: ob in den Knien oder Hüften. Ein längerer Spaziergang war zum Beispiel unmöglich. Aber als sie aus Frabertsham zurückkam, konnte sie plötzlich wieder längere Strecken laufen und das absolut ohne Schmerzen. Das war dann für mich der entscheidende Impuls, mich selbst behandeln zu lassen. Ich fuhr gemeinsam mit meiner Tochter hierher. Bereits nach den jeweils ersten Sitzungen konnten wir beide enorme Veränderungen an uns feststellen. Es war total verblüffend: Sowohl meine Tochter als auch ich waren gerader. Bei meiner Tochter war es besonders deutlich zu sehen. Zuvor waren ihre Schulterblätter schief gewesen und sie ist richtiggehend geschwankt. Danach nicht mehr.«

»Und wie bist du darauf gekommen, eine Ausbildung hier zu machen?« frage ich.

»Ich habe Neti gefragt, ob sie bei meinem Johannes auch etwas machen könnte, damit es ihm besser geht. Wenn er zum Beispiel, was häufi vorkam, eine Erkältung hatte, war der Verlauf immer dramatisch: sehr hohes Fieber, große Unruhe, Schlaflosigkeit. Es dauerte immer lange, bis er wieder gesund wurde. Als Neti dann sagte, dass es gut wäre Johannes regelmäßig zu behandeln, entschied ich mich für die Ausbildung. Ich finde es praktischer, wenn ich das selbst zu Hause machen kann und nicht jedes Mal von Bamberg nach Frabertsham fahren muss.«

Neben Tanja sitzt Angelika. Sie erzählt, dass sie als Angestellte in einer Bank arbeitet, verheiratet ist und zwei Söhne hat. Mit den Verwandten ihres Mannes hat sie es nicht immer leicht.

»Ich wollte es immer allen recht machen und merkte dabei gar nicht, wie sehr das an meine Substanz geht. Irgendwann waren die Batterien dann endgültig leer und ich bekam gesundheitliche Probleme und Depressionen. Ich hatte das Gefühl in einer ausweglosen Situation zu stecken. Damals begann ich alternative Literatur zu lesen. Das war

der Auslöser für einen langen Prozess des Umdenkens«, erzählt Angelika.
»Das ist jetzt mehr als zehn Jahre her. Ich habe seitdem Reiki-Kurse gemacht und Meditationsgruppen und Heilsitzungen sogenannter spirituell Fortgeschrittener besucht. All das brachte mich weiter, aber den eigentlichen Durchbruch gab es nicht.«
Zusätzlich machten Angelika chronische Schmerzen in Knie und Hüfte zu schaffen. Mit der Schulmedizin hatte sie eher schlechte Erfahrungen. Deshalb wollte sie mit ihren Beschwerden auch nicht zu einem Orthopäden gehen.
»Der hätte mich gleich zu einer Operation überweisen, weil die Hüfte so kaputt ist«, sagt sie. »Schließlich las ich einen Artikel über SAN ESPRIT und beschloss, mir hier helfen zu lassen.«

Wie eine alte Frau humpelte sie etwas später die Eingangstreppe der Villa hoch und doch spürte sie schon zu diesem Zeitpunkt eine positive Energie. Nach der ersten Heilsitzung bei Neti war ihr Beinlängenunterschied von dreieinhalb Zentimetern ausgeglichen. Sie verabschiedete sich völlig schmerzfrei.
»Ich habe dann das Erlebte auch gleich meinem Mann erzählt, der sich das gar nicht vorstellen konnte. Als bei ihm jedoch eine Operation anstand, weil sein Arzt einen beginnenden Leistenbruch diagnostiziert hatte, konnte ich auch ihn zu einer Behandlung überreden. Neti hatte hierbei den Eindruck, dass seine Beschwerden wahrscheinlich eine ganz andere Ursache hatten als einen Bruch in der Leiste. Die Schmerzen konnten dann durch die Heilsitzungen gelindert werden und ganz nebenbei wurde dabei auch ein ziemlicher Beinlängenunterschied ausgeglichen. Anschließend unterzog sich mein Mann auf Anraten von Neti noch einer gründlichen Untersuchung im Krankenhaus. Bei der kam heraus, dass kein Leistenbruch mehr vorlag.

Das überrascht mich jetzt. Hier wurde also die Schulmedizin nicht grundsätzlich verteufelt. Nein, Neti rät sogar zu Arztbesuchen.
»Du hast Angelikas Mann zum Arztbesuch geraten?«, frage ich sie.
»Ja, selbstverständlich. Das war im Fall von Angelikas Mann ja auch wichtig!«

»Nun kommt Annett zu Wort. Sie lebt in München und arbeitet als Heilpraktikerin sowie klassische Homöopathin.
»Ich bin in einer Krise auf SAN ESPRIT gestoßen. Ich wusste damals überhaupt nicht, welchen Weg ich gehen soll. So beschloss ich, Gott um ein Zeichen zu bitten, weil ich nach einem sinnvollen Lebensziel suchte und es einfach nicht fand. Zur Kirche und zurück fuhr ich mit der U-Bahn. Auf der Rückfahrt lag neben mir eine aufgeschlagene Zeitschrift auf der Sitzbank. Ich nahm sie in die Hand und las den Artikel. Es war ein ausführlicher Beitrag über SAN ESPRIT, in dem auch stand, dass man dort eine Ausbildung zum Heiler machen kann. Ich verschlang den Text und war mir sicher, dass dies der erbetene Fingerzeig Gottes war. Danach besuchte ich die von Neti veranstalteten Heilertage DO UT DES und meldete mich schlussendlich für die Ausbildung an.«

Als nun als Nächste Ulrike von Neti gebeten wird, über sich zu erzählen, sagt sie: »Ja, was soll ich sagen? Ich bin mit meiner Mutter schon vor längerer Zeit hier in Frabertsham gewesen. Damals wurde ihr so eindrucksvoll geholfen, dass ich davon total berührt war.« Dann entsteht eine Pause. Ich merke, dass Ulrike alles andere als eine Plaudertasche ist. Sie wirkt eher introvertiert.
»Bis dahin litt meine Mutter seit über dreißig Jahren an einer Trigeminus-Neuralgie. Die blitzartig ins Gesicht einschießenden Schmerzen, die sie als fürchterliche Schläge empfand, waren so stark, dass sie kaum noch gehen und sprechen konnte. Ohnmachtsanfälle kamen noch hinzu. Letztes Jahr im Oktober sollte sie dann in Dessau operiert werden. Schlimmstenfalls wären ihre Gesichtsnerven nach der Operation gelähmt gewesen. Da entschloss ich mich dann mit meiner Mutter hierher zu SAN ESPRIT zu fahren.«
»Hattest du denn keine Vorbehalte oder Zweifel?«, frage ich.
»Nein, eigentlich nicht. Ich las zuvor in der Fliege-Zeitschrift einen Bericht über Netis Klinik und wollte einfach nur alles tun, dass es meiner Mutter wieder besser geht.«

So machten sich die beiden auf den Weg nach Frabertsham und blieben drei Tage zu einem stationären Aufenthalt. Danach verschwanden die neuralgischen Schläge und kamen auch nie wieder. Diese Geschichte

macht mich sprachlos. Trigeminusneuralgie, das weiß ich auch ohne medizinische Bildung, gehört zu den schmerzhaftesten Krankheiten, die ein Mensch haben kann. Operationen sind mit hohem Risiko verbunden. Es gibt kaum Heilungschancen. Und hier bei dieser immerhin schon 88 Jahre alten Dame schaffte Neti es, sie nach nur drei Tagen zu heilen.
»Unglaublich«, stammle ich, »das ist einfach unglaublich!«
»Ja, aber das ist ja noch nicht alles«, sagt Neti enthusiastisch, »nicht wahr, Ulrike? Willst du das mit dem Auge nicht auch noch erzählen? Dann hat Annette gleich noch mehr zum Staunen.«
Ulrike senkt leicht den Kopf, als wäre ihr diese große Aufmerksamkeit, die sie durch ihre Geschichte inzwischen von uns erhält, ein bisschen unangenehm. Dann berichtet sie aber doch noch einmal von ihrer Mutter, die bereits 2004 wegen einem grauen Star an beiden Augen operiert worden war. Danach konnte sie auf einem Auge nicht mehr sehen. Ein Arzt bat ihr damals an, Spritzen in das blinde Auge zu verabreichen, damit sich der Zustand nicht weiter verschlechtert. Diese mussten allerdings selbst finanziert werden – Tausendfünfhundert Euro das Stück. Unter einem bitteren Lachen fährt Ulrike fort: »Damit wollte man die Krankheit stoppen. Ich fragte mich damals, was der genau aufhalten wollte, wo das Auge doch sowieso schon blind war.«
»Na, vielleicht seine Brieftasche«, sagt Christiane.
»Ja, wahrscheinlich«, meint Ulrike und fügt stolz hinzu: »Aber, nach den drei Tagen hier in Frabertsham nahm meine Mutter dann mit besagtem Auge schon wieder Helligkeit wahr. Inzwischen erkennt sie sogar Gesichter. Ach ja, und bevor ich es vergesse: Ohnmachtsanfälle hatte sie seither auch keine mehr.«

»Gut!«, sagt Neti, »damit ist unsere Vorstellungsrunde samt all ihrer erstaunlichen Wunder erst einmal beendet. Zeit für eine Pause.«

Annette Müller:

Als ich nach meinem schweren Autounfall dem Drängen meiner Mutter nachgab und mehr oder weniger widerwillig einen Heiler aufsuchte, erfuhr ich zum ersten Mal eine Erleichterung meines Zustandes.

Es kam mir so vor, als ob sich ein klitzekleiner Spalt in einem schweren, dunklen Vorhang öffnete und ein Lichtblitz hindurch schimmerte. Für mich, in meiner damaligen Situation, war dieser winzige Lichtstrahl enorm.

Von da an fühlte ich mich »gerufen«. Ich spürte deutlich, dass ich diese Kunst unbedingt lernen möchte. So kümmerte ich mich dann um meine eigene Heilung und erlernte gleichzeitig verschiedenste Techniken und Methoden. Damals wie heute war dies eine sehr abenteuerliche Sache. Dieses Gefühl des »Gerufen seins« – Ich benutze hier ganz bewusst nicht die Bezeichnungen »Berufung« oder »Berufen sein«, verließ mich seitdem nie mehr. Das ist mit ein Grund, warum ich mich brennend für die manchmal fast unglaublichen Geschichten, wie jemand zur ÉCOLE SAN ESPRIT findet, interessiere.

Die beiden unfassbarsten Geschichten sind für mich hierbei noch immer die von Annett und Vukosava. Annett betete in einer Kirche für einen Fingerzeig Gottes, der ihr die Richtung für ihr weiteres Leben weisen sollte. Am Rückweg fand sie in der U-Bahn eine aufgeschlagene Zeitschrift, von der ihr ein Bericht über die ÉCOLE SAN ESPRIT ins Auge sprang: Es war der von ihr ersehnte Fingerzeig...

Vukosova begann, während einer Autofahrt in ihren Urlaub, plötzlich und ohne ersichtlichen Grund gemeinsam mit ihrer Tochter das Lied »Amazing Grace« zu singen, welches die beiden von da an über ihre gesamten Ferien begleitete. In dieser Zeit des Abschaltens und des Abstands beschloss Vukosava ihr Leben zu ändern. Sie wollte endlich ihren Wunsch verwirklichen, als Heilerin zu arbeiten. Sie suchte im Internet nach Weiterbildungen und fand Informationen über die ÉCOLE SAN ESPRIT. Als sie weiterlas und herausfand, dass die Heilmethode amazinGRACE hieß, bekam sie eine Gänsehaut. Und so begrüßte ich einige Zeit nach Annett auch Vukosava als Schülerin.

Es ist für mich eine ganz große Freude und Ehre, diese Fähigkeiten weiterzugeben und viele Heiler auszubilden, die anderen Menschen täglich beweisen, wie großartig Menschen sind und sein können, wenn sie es denn nur wagen. Ich bin immer sehr glücklich darüber, wenn der eine oder andere, der die Ausbildung abschließt, hauptberuflich als Heiler arbeitet. Es gibt wahrhaft genug Kranke und leidende Menschen, denen hierdurch, so wie mir und vielen anderen, unsagbares Leid und große Not erspart bleibt. Meiner Meinung nach haben Heiler, die andere durch ihr Können und ihre Gedanken gesunden lassen, es verdient, dass man sie ehrt und achtet. Nicht nur, dass sie heilen anstatt zu behandeln und niemals vergiften oder in Abhängigkeit bringen... Sie machen diejenigen, die bei ihnen Hilfe finden, und sich selbst zu unabhängigen und freien Menschen.

4. Am eigenen Leib

Die Pause ist zu Ende und plaudernd begeben wir uns wieder auf unsere Plätze.

Da ich noch nie von Neti behandelt wurde, soll dies jetzt geschehen. Der Haken daran ist nur: Ich bin gesund. Naja, vielleicht ausgenommen der paar Zipperlein aufgrund meines permanenten Stresses, dem ewigen Leistungsdruck und der alleinigen Verantwortung für die gesamte Familie. All diese Wehwehchen äußern sich aber, wenn überhaupt, gerade einmal hin und wieder durch ein paar Verspannungen im Rücken und einer etwas gesteigerten Nervosität.

Aber gut, klar lasse ich mich auch einmal behandeln. Wird schon nicht schaden, denke ich. Gesagt, getan! Schon stehe ich vor einem großen Spiegel. Christiane, die Physiotherapeutin, betrachtetet mich eingehend und stellt bereits nach kürzester Zeit ihre umfassende, messerscharfe Diagnose: Beckenschiefstand, Skoliose sowie ein Hohlkreuz.
»Außerdem hängst du total in den Bändern«, fährt sie fort.
»Was bitte hat denn das nun wieder zu bedeuten – ich hänge in den Bändern?«, frage ich leicht entsetzt.
Christiane erläutert fachmännisch: »Das bedeutet, dass deine Haltung nur noch über die Bandstrukturen passiv generiert wird – was natürlich etwas übertrieben ist, da jeder Mensch eine Grundmuskelspannung hat und keine oder sehr wenig aktive, muskulär im Bewegungsmuster bestimmte Haltung möglich ist. Dadurch werden Gelenke, Kapseln und auch Muskelanteile einseitig – nicht physiologisch zentriert – belastet. Was dann wiederum zu Entzündungen und Verschleiß führt. Das ist auch Ausdruck der psychischen Verfassung des Menschen. Die Bänder sind die letzte stabilisierende Instanz.«
Na super, sage ich innerlich zu mir. Und, wie ich im Spiegel sehe, hat Christiane leider recht. Vor mir steht eine schlaffe, müde aussehende Frau, deren Schultern tatsächlich nicht die gleiche Höhe haben und auch noch krumm nach vorne hängen.

Neti untersucht mich zuerst »per Augenschein«. Dann werde ich vermessen. Ein Beinlängenunterschied wird festgestellt und an den Füßen mit Strichen markiert. Der Rest des bereits vorher von Christiane Diagnostizierten zeigen schließlich Wasserwaage und Maßband ganz genau. Ich lege mich auf eine Behandlungsliege und schließe die Augen. Neti berührt mich zu meiner Überraschung nicht. Ich merke nur, dass sie am Kopfende der Liege steht und etwas mit ihren Händen macht. Nach einigen Minuten, in denen ich absolut nichts spüre, bittet sie mich wieder aufzustehen.
»Was denn, das war es schon?«, frage ich enttäuscht.
»Ja!«, sagt Neti und fährt schmunzelnd fort: »Schauen wir einmal, ob das bisschen Hokus-Pokus etwas brachte.«
Ich stelle mich wieder vor den Spiegel. Christiane kommt mit der Wasserwaage. Ergebnis: Becken gerade, Knie auf gleicher Höhe – ebenso die Schultern. Und die Beinlängenkontrolle anhand der Striche an den Füßen zeigt eindeutig: Alles im Lot.
»Na, was sagst du jetzt?«, will Neti wissen.
Sprachlosigkeit gehört ganz und gar nicht zu meinen Eigenschaften, aber jetzt bin ich genau das: Sprachlos und außerdem den Tränen nahe. Mein ganzes Weltbild gerät ins Schwanken. Ich kann es nicht fassen! Alle naturwissenschaftlichen Gesetze haben keine Gültigkeit mehr. Ich sehe nicht nur den Unterschied, sondern fühle mich auch leichter, entspannter und aufrechter. Zuerst denke ich noch für eine Sekunde an Manipulation, doch das ist ausgeschlossen. Ich sehe ja im Spiegel die Veränderung mit meinen eigenen Augen und einer normalen Wasserwaage aus dem Baumarkt kann man ja auch durchaus vertrauen. Nein, das ist kein Geistiges Heilen, das ist Zauberei! Was passiert hier nur? Wie kann es sein, dass sich in einem so kurzen Augenblick alles an mir verändert? Während ich mich noch immer prüfend und staunend von allen Seiten im Spiegel betrachte, sagt Annett: »Du hast jetzt so ein wunderbares Strahlen in den Augen.« Ich laufe ein paar Schritte und auch dabei habe ich ein völlig neues Gefühl. Ich bin überwältigt! Nein, das kann doch nicht sein, murmle ich und füge etwas lauter hinzu: »Und das bleibt jetzt auch so?«
»Also, bei mir ist es so geblieben, oder bin ich etwa krumm? Du hättest mich mal vor Netis Behandlung sehen sollen«, antwortet Christiane

lachend, die noch immer mit der Wasserwaage neben dem Spiegel steht:

Neti, die den Raum kurz verließ, kommt inzwischen mit einem Arm voller Bücher zurück.

»So, nun können wir uns ja alle wieder setzen«, sagt sie. Ich würde am liebsten sofort meine Kinder anrufen, um ihnen von dem eben Erlebten zu berichten. Aber dazu ist jetzt keine Zeit. Wir erhalten von Neti ein Buch und eine CD zur Anatomie des Menschen mit der Aufforderung, uns eingehend damit zu befassen. Schließlich sollen wir wissen, wie das, was wir behandeln, aussieht und wo es sich im Körper befindet. Je genauer wir uns vorstellen können, wie ein gesundes Organ aussieht, umso besser können wir unsere Energien auf selbiges richten, ergänzt sie. Das erscheint mir logisch und doch verstärkt es auch gleichzeitig wieder meine Zweifel. Wie kann es möglich sein, ohne jegliches medizinische Vorwissen eine Ausbildung zum Heiler zu machen? Diese Frage stelle ich nun auch Neti.

Sie antwortet: »Geistiges Heilen ist ein rein spiritueller Vorgang. Das, was wir hier machen, hat nichts mit Schulmedizin zu tun. Wir arbeiten auf einer ganz anderen Ebene, auf einer rein geistigen.«

»Aber was passiert, wenn ich zum Beispiel die Nieren behandeln will und meine Hände auf den Magen lege?«, hake ich nach. Katja beginnt zu lachen. Doch Neti erklärt geduldig, dass ich mir diesbezüglich keine Sorgen machen muss.

»Das Schlimmste, das passieren kann, ist, dass gar nichts passiert. Im Grunde erhöhen wir die Schwingung und mobilisieren dadurch die Selbstheilungskräfte der Esperenten.«

»Was sind Esperenten?«, frage ich.

»Wir Heiler dürfen nicht von Patienten sprechen. Klienten können wir sagen, das ist gestattet. Oder eben Esperenten. Letzteres ist meine eigene Wortschöpfung. Ich finde es klingt gut und drückt genau das aus, was zählt. Esperent heißt Hoffender und ich finde, dass das am besten passt. Also verwende ich dieses Wort. Der Ausdruck Patient leitet sich hingegen von dem englischen Begriff ›Patience‹ ab, also von Geduld: Der Geduldige, der wartet – speziell im Wartezimmer – und vielleicht auch etwas er-duldet«

»Und wieso dürfen wir als Heiler das Wort Patient eigentlich nicht verwenden?«, fragt Renata.
»Es gibt viele rechtliche Fallstricke für Heiler. Da muss man wirklich sehr vorsichtig sein. Ich werde von einer Fachanwältin für Medizinrecht betreut, die mir genau sagt, was ich als Heilerin darf und was nicht. Im Verlauf der Ausbildung werde ich euch auch immer wieder auf solche Dinge hinweisen. Den Ausdruck Patient zu benutzen ist nur Personen gestattet, die in Heilberufen tätig sind. Und das sind wir als Heiler offiziell nicht. Wir sind Dienstleister, also haben wir auch keine Patienten«, führt Neti aus, um sich gleich wieder dem Wesentlichen zuzuwenden.
»Es gibt verschiedene Heiltechniken, die ihr im Verlauf der Ausbildung kennen und anzuwenden lernt. Und zuweilen ist es auch so, dass der Heiler gar nicht weiß – und auch nicht wissen muss – was mit dem Esperenten ist, der sich krank oder schwach fühlt. Man lässt dann einfach Energien fließen und dem zu behandelnden Menschen geht es besser. Wir stellen hier auch keine Diagnosen – das dürfen wir nicht. Wenn wir jedoch wissen, dass der Esperent zum Beispiel ein Problem mit der Leber hat, dann können wir dorthin gezielt Energien fließ n lassen, auch wenn die Hände nicht genau auf dem Organ liegen.«
»Welche Energien meinst du eigentlich genau?«, frage ich zögernd.
»Wir arbeiten hier mit der Energie der Gnade Gottes«, antwortet Neti, ganz so als wäre dies das Normalste der Welt.

Ich zweifle nach alldem, was ich bis jetzt hörte und erlebte, kaum noch daran, dass Neti mit dieser Energie tatsächlich Wunder vollbringen kann. Aber dass ich selber irgendwann dazu in der Lage sein würde, das kann ich mir nach wie vor beim besten Willen nicht vorstellen. Als könnte Neti meine Gedanken lesen, ergänzt sie, dass jeder, der die Ausbildung abschließt, auch wirklich die Fähigkeit zum Heilen mitnimmt. Und um uns zu zeigen, dass jeder bereits die Fähigkeit mitbringt, allein durch die Kraft seiner Gedanken Veränderungen zu bewirken, animiert sie uns in weiterer Folge zu einem kleinen Test. Wir sollen unsere Hände falten, die Augen schließen und mit unseren Gedanken bewirken, dass unser rechter Mittelfinger länger wird. Ich konzentriere mich und schicke gleich noch ein Stoßgebet, erweitert um das nicht ganz so ernst gemeinte Versprechen: »Lieber Gott, wenn mir das gelingt, dann werde ich Heilerin, also...«

»So, und nun öffnet die Augen«, sagt Neti nach einer Weile. Man hört nur noch »Ohs« und »Ahs«. Bei allen war doch tatsächlich der Finger länger geworden, sogar bei mir.

An dieser Stelle beendet Neti den ersten Seminartag und wünscht uns allen eine gute Nacht. Dann verlässt sie uns. »Es ist ja schon fast Mitternacht«, stellt Angelika fest und damit beginnt der allgemeine Aufbruch. Wir verabschieden uns voneinander und alle gehen in ihre Zimmer oder fahren nach Hause. Ich warte bis alle weg sind und stelle mich noch einmal vor den Spiegel. Nach wie vor schaut mich eine Annette an, die aufrecht, gerade und gut aussieht. Wie kann es nur möglich sein, dass ein fester Körper mit Fleisch und harten Knochen innerhalb von wenigen Sekunden seine gesamte Statik verändert? Wie lange müsste ich wohl für ein solches Ergebnis Krankengymnastik machen? Was ich gerade sehe und fühle, übersteigt meine Vorstellungskraft – so, wie fast alles, was ich an diesem ersten Ausbildungstag erlebe.

Als ich dann endlich im Bett liege, laufen mir Tränen die Wangen hinunter. Es ist jedoch kein jammerndes oder trauriges Weinen, das mich in einen tiefen, traumlosen Schlaf begleitet, sondern ein durchdringendes Gefühl der Erleichterung und Dankbarkeit.

Annette Müller:

Die meisten Menschen erleben sich als fester Körper aus Fleisch und Knochen – gewachsen wie ein Baum: starr und hart, unveränderlich... Und doch gleicht der Mensch eher einem Fluss. Ein solcher scheint bei oberflächlicher Betrachtung immer derselbe zu sein. Sieht man aber ganz genau hin, dann erkennt man, dass der Fluss mit jedem einzelnen Wimpernschlag ein anderer ist. Das Wasser, aus dem er besteht, ändert sich fortwährend: Es fließt beständig und hält nie an. Es ist immer in Bewegung und deshalb auch in permanentem Wandel.

Auch wir Menschen befinden uns in ununterbrochener Veränderung. Um das festzustellen, muss man aber auch dort hineinfühlen, »hinsinnen«, sich selbst ergründen und in Frage stellen: Wer bin ich wirklich? Was bedeutet es überhaupt, Mensch und menschlich zu sein?

Zu jeder Sekunde kann ein Mensch eine Entscheidung treffen. Nicht nur das: Er trifft auch in jeder Sekunde eine Entscheidung. Sich nicht zu entscheiden oder zu glauben, keine Wahl zu haben, ist auch eine Entscheidung. Es ist die Entscheidung, eben genau daran zu glauben und nicht zu handeln.

Wie entsteht der Mensch eigentlich? Man könnte sagen, er wird geboren und entwickelt sich aufgrund seiner Anlagen und des Umfelds, in dem er aufwächst.
Jeder, der Erfahrung mit Geistigem Heilen macht, sei es in der Anwendung oder durch eine Heilung, die er selbst erlebt, weiß, dass sich die Dinge viel tiefgründiger darstellen. Es gibt so etwas wie einen »Plan«, eine »Reiszeichnung«, »Matrix«, »Blaupause« oder »Architektur« und dies ist die grundlegende Information, die dem Körper und der Ausdrucksform des jeweiligen Individuums zugrunde liegt. Nach diesen Vorgaben bauen sich Fleisch, Blut und Statik sowie Gedanken und Gefühle auf.

Menschen sind zum Beispiel krumm oder haben Haltungsschäden, weil ihr inneres Bild – die innere Architektur – sie dementsprechend wachsen lässt. amazinGRACE sowie die hiermit verbundenen, befreienden SPANDA Impulse verändern diese innere Struktur. Sie zeichnen den Plan sozusagen um und dadurch verändert sich zeitgleich das, was sich manifestiert hat. Was Annette erlebt, ist keine Manipulation ihrer Knochen oder ein Geradebiegen ihres Rückgrats, sondern eine Instandsetzung ihres energetischen Körpers, den die Seele verkrümmte. Das Leid, welches sie erlebt hatte – altes, uraltes oder sogar aktuelles –, bewirkte bis zu diesem Zeitpunkt, dass ihre Seele leidet und ihr Körper sich diesem Umstand im wahrsten Sinne des Wortes beugt.

Unser Wirken kann ein so tiefgreifendes Befreiungserlebnis sein, dass Menschen tatsächlich Tränen der Dankbarkeit vergießen. Diese unglaublich starke, erneuernde Kraft, die weder nach Schuld und Sühne noch nach Verdienst oder Wert fragt, nenne ich die Kraft der Gnade Gottes. So wie die Sonne scheint und jeden wärmt, ohne zu richten oder zu werten, so heilt diese Kraft – amazinGRACE – all jene, die zu ihr finden.

5. Eine neue Form der Wahrnehmung

Der nächste Tag beginnt mit einem ausgiebigen, gemeinsamen Frühstück. Ich bin gespannt auf den Ablauf des Unterrichts, der uns das Geistige Heilen vermitteln soll.

Schließlich ist es soweit. Neti erklärt: »Ich gebe euch erst einmal einen kurzen Überblick über die Ausbildung. Heute beschäftigen wir uns in erster Linie mit Wahrnehmungsübungen, die euch zum Energie- und Aura Sehen befähigen. Ihr lernt grundlegende Handauflege techniken, beschäftigt euch mit Fernheilung und bekommt die erste Einweihung in die Kraft von amazinGRACE. Danach seid ihr schon in der Lage, Schmerzzustände, leichte Allergien und Entzündungen zu lindern sowie Beckenschiefstände zu korrigieren. Wenn wir uns hier wiedertreffen, vertiefen wir die Auraarbeit und lernen weitere Handauflege- und Atemtechniken. Zusätzlich beginnen wir mit Übungen zum Organsehen und ihr erhaltet eine weitere Einweihung. Nach diesem Wochenende seid ihr dann bereits in der Lage, leichte Wirbelverschiebungen zu korrigieren. Bewusstseinserweiternde Übungen und Auralogie begleiten uns übrigens über alle Module. Ihr lernt nach und nach verschiedene Dimensionen der Aura kennen und seid in der Lage, Symbole zu erkennen, wie zum Beispiel verlorene Seelenanteile, Traumata und Elemente. Später erfolgt wiederum eine Einweihung. Danach seid ihr in der Lage, Diagnosen in verschiedenen Zeitebenen zu löschen. Darauf aufbauend erlangt ihr die Befähigung zur Gestaltung der Zukunft und das Wissen, das für die Umprogrammierung in der Phase der Empfängnis notwendig ist. Dann, zu Beginn der zweiten Ausbildungshälfte, lernt ihr unter anderem das Reinigen von Energiesystemen und das Auflösen von Karma...«

Plötzlich stoppt Neti ihre Ausführungen. Mein leises Stöhnen ist offensichtlich unüberhörbar. Ich erkläre mich: »Entschuldige, aber ich verstehe von dem was du da alles erzählst wirklich nur einen Bruchteil. Von der Aura habe ich zwar schon gehört, aber noch nie von dort

sichtbaren Symbolen oder Seelenanteilen. Hast du vielleicht eine Liste mit Literatur, die ich bis zum nächsten Modul durcharbeiten kann, damit ich mir wenigstens ein gewisses Grundwissen aneigne?«, frage ich und sehe mich schon Abend für Abend Bücher zu diesen Themen lesen.
Neti beruhigt mich: »Annette, es geht nicht darum, Literatur zu wälzen und sich lexikalisches Wissen anzueignen. Lass dich von dem einen oder anderen Fachausdruck nicht erschrecken. Ich möchte euch im Moment nur einen wirklich straffen Überblick über das geben, was wir im Verlauf der Ausbildung machen.
Ich bin erst einmal beruhigt und beschließe, das jetzt alles einfach auf mich wirken und zukommen zu lassen. Neti fährt fort: »Also, lasst mich noch etwas zu den Inhalten sagen. Ihr erhaltet zum Thema Karma abermals eine Einweihung. Hierdurch seid ihr in der Lage, das zu bewirken, was ihr gestern an Annette beobachten konntet: Beinlängenunterschiede und Beckenschiefstände ausgleichen sowie Skoliosen, Kyphosen und Lordosen beseitigen. Als Nächstes steht die Karmische Atlas Befreiung im Mittelpunkt. Diese befähigt euch dazu, den Atlas, sprich den obersten Halswirbel, rein energetisch und ohne Manipulation, in die richtige Stellung zu bringen. Das ist ein wirklich sensationeller Vorgang, weil die Fehlstellung des Atlas viele Krankheiten nach sich zieht, die sich nach dem Einsatz von dieser Technik, kurz KAR, wie von selbst auflösen. Und zu guter Letzt: Am Ende der Ausbildung verfügt ihr dann über die volle Kraft. Nach der dort stattfindenden Einweihung in CLEARISE könnt ihr Räume, Plätze, Gebäude und auch Wasser entstören und in eine höhere Schwingung heben. Dass wir das hier auch machten, spürt ihr sicherlich. Und, wenn ihr das Wasser, welches aus unserer Leitung fließt, mit anderem vergleicht, stellt ihr sicherlich fest, dass es eine ganz besondere Qualität hat.«

Sind das die »Good Vibrations«, die ich schon beim Betreten der Villa wahrnahm? Auch das Wasser hier ist zugegebener Weise auf eine besondere Art süffig.
»Sag mal, wie kann man Wasser, das aus der Leitung kommt, also von einer zentralen Wasseraufbereitungsanlage, in seiner Qualität verbessern?«, frage ich.

»Durch Schwingungserhöhung. Warte mal kurz, ich hole etwas, um es dir zu zeigen.«
Nach einem kurzen Moment kommt Neti mit zwei Bildern zurück. »Schau, das hat Herr Schön aus Österreich fotografiert. Die Struktur von Leitungswasser vor CLEARISE und danach.« Ich betrachte die beiden Bilder. Sie sind in der Tat sehr unterschiedlich.
»Du kennst doch sicher die bahnbrechenden Wasserfotos von Emoto, diesem japanischen Wissenschaftler?«, bringt sich Angelika ein.
»Ja, schon. Der friert doch Wasser aus unterschiedlichen Gebieten ein und fotografiert dann die Kristalle. Ist das nicht so? Und spielt der nicht dem Wasser auch Musik vor und spricht mit ihm oder so ähnlich?«
»Ja, so ähnlich – und er weist nach, dass all das die Struktur von Wasser verändert«, ergänzt Angelika.
»Wir singen dem Wasser aber nichts vor«, erklärt Neti lächelnd an dieser Stelle. »Wir erhöhen dessen Schwingung und erreichen hierdurch eine permanent anhaltende Qualitätsverbesserung.«

Immer mehr Fragen und Vorbehalte schwirren in meinem Kopf herum, zum Beispiel zu den Themen Kraftanbindungen und Einweihungen. Ich kenne diese Phänomene aus der Praxis afrikanischer Kulte unter dem Namen Initiation. Dort geht es zum Beispiel darum, Menschen rituell in eine bestimmte Gemeinschaft aufzunehmen und ihnen hierdurch Zugang zum Wissen dieser Ausgewählten zu verschaffen sowie die Fähigkeit zur Verbindung zu den Göttern herzustellen. Mein eigener afrikanischer Ehemann entschied sich vor einiger Zeit für diesen Weg. Ich selber glaubte nicht an all die seltsamen Dinge, von denen er sprach und mit denen er sich befasste. Ich konnte dann mit der Veränderung meines Mannes, die er als Persönlichkeitsentwicklung bezeichnete, nicht mehr umgehen und trennte mich von ihm.

Ich beginne zu grübeln. Ist unsere christliche Taufe genau genommen nicht auch eine Einweihung? Ich selber bin getauft und gefirmt. Bewusst habe ich mich nur einer einzigen weiteren Einweihung unterzogen: Der zur Transzendentalen Meditation. Das ist wenig spektakulär. Letztlich bekam ich hierbei nur ein persönliches Mantra. Ich erhielt weder Wunderkräfte noch andere besondere Fähigkeiten, allerdings die Gabe, innerhalb kürzester Zeit tiefe Entspannung zu erreichen. Danach war ich in der Lage, Entscheidungen zu treffen, die zuvor undenkbar waren. Vieles in meinem Leben veränderte sich komplett. Würde so etwas jetzt auch wieder passieren?

Mein Gedankenspaziergang wird von eifrigem Sesselrücken jäh unterbrochen. Die Gruppe macht sich bereit, in den Garten zu gehen. Frische Luft – das wird mir gut tun, denke ich. Alle verlassen nach und nach den Seminarraum. Ich warte noch einen Moment, bis ich alleine bin. Dann drehe ich mich noch einmal vor dem Spiegel, um meine Haltung zu überprüfen. Und ja, es sieht tatsächlich alles gut aus – genau wie gestern. Zufrieden folge ich den anderen. Gerade beginnt eine Übung zum Aurasehen. Ich beobachte, wie sich alle Schülerinnen langsam mit ausgebreiteten Armen auf einen großen, imposanten Baum zubewegen. Ab und an bleiben sie stehen, um dann langsam weiterzugehen, vertieft in – ja, in was eigentlich? Ich muss mir das Lachen verkneifen. Es sieht wirklich albern aus, wie sie hier alle herum schweben. Endlich bestätigt sich mein Vorurteil. Hier zeigen sie sich also: Vergeistigte, esoterische Tanten, die auf der Suche nach der Aura sind. Die Hände in meinen Manteltaschen vergraben, tappe ich ihnen hinterher. Manche bleiben vor dem Baum stehen, drehen sich dann um und gehen zurück. Andere heben ihre Köpfe in Richtung der Krone des Gewächses. Ich habe keine Ahnung, was ich jetzt machen soll und putzte mir erst einmal die Nase. Dann drehe ich mich um und gehe in Richtung Neti, wo schon einige meiner Mitstreiterinnen stehen. Als alle da sind, fragt sie: »Nun, wie war es für euch?« Eine nach der anderen berichtet von ihren Erfahrungen. Natürlich sahen, spürten und fühlten alle die Aura des Baumes: Alle, bis auf mich.

Neti entgeht mein zweifelndes Gesicht nicht. Sie grinst mich an und sagt: »Nicht zu viel denken, Annette. Einfach mal aufnehmen, hinspüren, ohne etwas zu erwarten. Es geht hier nicht um Leistung. Wenn du jetzt erstmal nichts wahrnimmst, dann ist das auch in Ordnung.« Dann wendet sie sich wieder der gesamten Gruppe zu und fordert uns auf, das Ganze noch einmal an einem anderen Baum auszuprobieren – es stehen ja genug in diesem riesigen Garten. So begebe ich mich gemeinsam mit den anderen in Richtung zweier aneinandergewachsener Buchen. Sie sehen fast wie ein Liebespaar aus. Ich atme tief durch und schließe meine Augen. Ich bin bereit, es noch einmal zu versuchen. Es gibt ja keinen Leistungsdruck. Wenn ich wieder nichts sehe, dann ist es eben so. Während meine Gedanken so vor sich hin plätschern und mir der inzwischen aufgekommene Wind um die Ohren bläst, fühle ich mich plötzlich in den Lauchagrund versetzt. Das ist ein Tal in meinem Heimatort Tabarz, durch das – eingebettet in kleine Felsen und herrlichen Mischwald – die Laucha fließt. Ich gehe oft dorthin, wenn ich aus Berlin nach Hause komme. Dort tanke ich auf. Manchmal lehne ich mich einfach an eine der Eichen oder Buchen und fühle mich geborgen und beschützt. Nach den ausgedehnten Waldspaziergängen geht es mir immer besser.

Ich öffne die Augen und gehe nun auch mit ausgebreiteten Armen auf das Baumpaar zu. Ich schaue – in Gedanken wieder im Wald in Tabarz – über die Kronen hinweg und sehe einen schmalen, weißen Lichtkranz, bei dem ich als Erstes an einen Heiligenschein denken muss. Ist sie das, die Aura? In meine aufkommende Freude schleichen sich sofort wieder Zweifel. Kann das nicht auch eine optische Täuschung gewesen sein? War es überhaupt möglich, eine Aura zu sehen? So plötzlich wie er auftauchte, verschwindet der Lichterkranz vor meinen Augen. Ich probiere noch ein paar Mal diese Wahrnehmung zu erzeugen, doch es gelingt mir nicht mehr.

»Nun sollten wir wohl langsam wieder ins warme Haus gehen. Hier draußen wird es langsam ungemütlich«, höre ich Neti sagen. Ja, auch mir ist inzwischen kalt. Über die steinerne Treppe folge ich den anderen zurück ins Haus. An der Tür zum Wintergarten kommen mir wohlige Wärme und der würzige Duft von frisch gekochtem Essen entgegen. Ich merke, dass ich wirklich großen Hunger habe.

Mit vollem Magen versammeln wir uns nach einem entspannten Kaffee wieder im Seminarraum.
»So, nachdem ihr jetzt alle die Aura der wunderbaren Bäume hier im Garten wahrgenommen habt…«, beginnt Neti. Ich räuspere mich und

schiebe ein kurzes »Na ja…« nach. Neti verstummt und fragt nach einer kurzen Pause: »Du doch auch?«
»Tja, ich habe diesen Lichtkranz gesehen, der dann auch sofort wieder weg gewesen ist«, antworte ich verlegen.
»Ja, aber das ist doch die Aura gewesen, Annette!« muntert Katja mich auf. Während sie mir ihre Hand auf die Schulter legt und gleichzeitig den Kopf schüttelt, stöhnt sie: »Ach, Annette, du bist schon lustig. Du traust deinen eigenen Beobachtungen nicht.«
»Ja, aber ihr habt doch alle viel mehr gesehen als ich.«
»Vergleiche dich nicht mit den anderen. Es gibt hier keine Zensuren für das Sehen der dicksten Aura. Es geht um deine Intuition«, versucht Neti mich zu motivieren und trifft damit, ohne es zu wissen, einen wunden Punkt in mir. Ich bin an Wettbewerb gewöhnt. Die Angst zu versagen, nicht gut genug zu sein und deshalb womöglich keine Aufträge mehr zu bekommen, ist tief in mir verwurzelt. Ich muss gut sein – immer! Zu den Besten zu gehören ist meine Existenzgrundlage. Und doch, wenn ich ehrlich bin, setze ich in meiner Arbeit neben meinem Wissen auch stets meine Intuition ein. Und genau diese entscheidet meist über gute oder sehr gute Ergebnisse.
»Ja, du hast sicher recht«, sage ich schließlich etwas kleinlaut.
Neti vergewissert sich mit einem abstimmenden Kopfnicken zwischen ihr und mir, dass wir dieses Thema nicht weiter vertiefen müssen, und fährt in ihren Ausführungen fort: »An diesem Nachmittag machen wir einige weitere Übungen. Bei all ihnen geht es darum, die Wahrnehmungsfähigkeit für Dinge zu schärfen, die wir mit unseren Augen auf den ersten Blick nicht sehen – wie zum Beispiel die Aura. Mit diesen bewusstseinserweiternden Übungen aktiviert ihr euer drittes Auge.«

Das dritte oder innere Auge kenne ich. In Berlin nahm ich ab und zu an Shiatsu-Behandlungen teil, die mir Entspannung und Kraft gaben. Auch meine Kinder liebten diese eineinhalbstündigen sanften Körperberührungen, bei denen die Energiebahnen des Körpers harmonisiert wurden. So erklärte das zumindest die Dame, die uns mit ihrem sanften Streichen oder Drücken jedes Mal aus dem hektischen Alltag holte und uns so Momente der Ruhe und Ausgeglichenheit verschaffte.

Sie sprach in diesem Zusammenhang auch von einem dritten Auge und erklärte uns, dass es dem Stirnchakra entspricht und das zentrale Nervensystem mit Energie versorgt.
»Wie definierst du Bewusstsein?«, will ich von Neti wissen
»Was ist Bewusstsein denn für dich?«
»Naja, das Wort hat ja recht viele Bedeutungen im allgemeinen, sprachlichen Gebrauch.«
»Was ist Bewusstsein für dich?«, bohrt Neti nach.
»Ja, wenn ich das Wort auseinandernehme ist es bewusst sein, also bewusstes Sein. Ich bin mir meines Seins, meiner Existenz in der Welt, in dem, was mich umgibt bewusst«, philosophiere ich und schaue mich fragend um. Tatsächlich komme ich jetzt schwer ins Grübeln und denke für alle hörbar weiter: »Bewusstsein ist das Wissen um die eigene Existenz und somit Grundlage des Denkens. So vielleicht würde ich Bewusstsein für mich definieren. Es versetzt uns Menschen in die Lage, unsere Umwelt zu reflektieren und zu Erkenntnissen zu kommen.
Alle schweigen und schauen abwechselnd zu mir und zu Neti, die nun weiter fragt: »Und was ist Umwelt für dich?«
»Na, das, was mich umgibt. Neben mir zum Beispiel Heike und den Stuhl unter ihr als etwas Gegenständliches, ganz Materielles. Aber auch das Wetter oder das, was ich jeden Tag erlebe, wie dieses Gespräch hier gerade«, antworte ich und finde Gefallen an diesem Denkspiel
»Du nimmst also um dich herum vieles wahr, was du – wie du sagst – reflektierst. Du denkst also darüber mehr oder weniger bewusst nach. Das tust du in den Grenzen deiner Erfahrungen. Wenn ich über Bewusstseinserweiterung spreche, dann heißt das, deine wahre Größe in dir selbst zu entdecken. Es bedeutet über das hinauszukommen, was man als nicht änderbar hinnimmt. Du wirst bereits nach diesem ersten Modul, durch die erste Kraftanbindung an amazinGRACE feststellen, dass du Grenzen überschreiten kannst.«

Anschließend folgen verschiedenste Übungen. Die meisten gelingen mir nur wenig bis gar nicht. Am Ende des Praxisteils verlasse ich den Seminarraum und gehe in den Garten. Es ist bereits dunkel. Ich schaue über die Silhouetten der Bäume hinweg in den Sternenhimmel und denke über all das nach, was ich hier bisher gehört und erfahren

habe. Da sind einmal all diese wirklich eindrucksvollen Geschichten wundersamer Heilungen, von denen die Teilnehmerinnen und Neti erzählten. Auch meine eigene Körperhaltung und mein Wohlbefin den verbesserten sich durch Netis Behandlung bereits nach Sekunden auf schier unglaubliche Weise. Ich fühle mich in diesem Haus und in dieser Gruppe ausgesprochen wohl. Alle Anwesenden sind davon überzeugt, hier Geistiges Heilen zu erlernen. Sollte dies wirklich für jeden möglich sein?
»Annette!«, höre ich jemanden in den Garten rufen.
»Ja, ich bin hier«, rufe ich zurück und gehe zum Haus. Heike steht an der Eingangstür und fragt: »Ist irgendetwas?«
»Nein«, sage ich, »ich wollte einfach noch ein bisschen frische Luft schnappen.«
»Komm essen!«, sagt Heike und hakt sich bei mir ein. Ich lege meinen Kopf auf ihre Schulter und bin froh, dass sie keine weiteren Fragen stellt.

Nach dem Abendessen befassen wir uns mit der Aufgabe, zu lernen, wo welche Organe liegen und wie diese aussehen. Dies soll uns dabei helfen, unsere Hände gezielt an bestimmten Körperstellen aufzulegen und visualisieren zu können, was wir wo und wie bewirken wollen. Zusätzlich erlernen wir Atemtechniken, die den Energiefluss unterstützen. Danach sprechen wir über den Ablauf einer Heilsitzung.
»Wir arbeiten bei unseren Esperenten vor allem über das Gehirn. Deshalb ist es auch sinnvoll, zu Beginn der Sitzung die Hände auf deren Kopf zu legen. Weitere Handauflegepositionen und Heiltechniken lernt und übt ihr zu einem späteren Zeitpunkt. Bildet jetzt bitte Zweiergruppen und geht an die Liegen, die hier und im Nebenzimmer stehen. Übt das Handauflegen am Kopf und die dazugehörigen Atemtechniken.«
Dann zeigt Neti uns an Katja, wie die Übung aussehen soll. Katja stöhnt wohlig und beschreibt, wie sie den Energiefluss schon in dem kurzen Moment der Demonstration spürt.

Heike und ich begeben uns zu einer Liege. Ich lege meine Hände auf ihren Kopf, konzentriere mich und tatsächlich: Meine Hände werden warm. Naja, denke ich, das kann auch an der für mich anstrengenden Art und Weise der Atmung liegen. Zu meiner Überraschung sagt dann aber Heike im gleichen Augenblick genussvoll: »In meinem Kopf kribbelt alles.« Ich fasse es nicht! Sollte da tatsächlich eine kleine Gabe in mir schlummern, die ich noch gar nicht kannte? Als ich dann kurz darauf Heikes Hände auf meinem Kopf habe, spüre ich nur die Berührung: Kein Kribbeln, keine Wärme, gar nichts. Heike hingegen spricht von heißen Händen und davon, dass sie fühlt, wie Energie in meinen Körper fließt

Nach einiger Zeit ruft Neti uns zum Tisch zurück und fragt uns, wie es uns während der Übung ergangen ist.
»In Heikes Kopf hat es gekribbelt, als ich meine Hände darauf gehabt habe«, rufe ich voller Begeisterung in die Runde. Auch die anderen berichten von ähnlichen Wahrnehmungen wie heißen Händen, Kribbeln und Hitze. Ich überlege, ob das wirklich schon eine Bestätigung dafür ist, dass tatsächlich jeder Mensch die Voraussetzungen zum Heilen mitbringt. Als meine Kinder noch klein waren, pustete ich bei kleinen Verletzungen auf die schmerzenden Stellen. Bei Bauchweh legte ich meine Hände auf. Beides wirkte immer. Allerdings lag das wahrscheinlich an dem großen Vertrauen, welches Kinder zu ihren Müttern haben und der Heilkraft der Zuwendung. Dass da auch Heilenergie floss, bezweifl ich. Zur Diskussion will ich das jetzt aber nicht bringen, denn ich bin unglaublich müde und erschöpft. Gerade als ich ein Gähnen unterdrücke, sehe ich, dass auch die anderen nicht mehr aufrecht, sondern eher zusammengekauert auf ihren Stühlen sitzen.

»Ja, dann werden wir für heute Schluss machen«, höre ich Neti sagen. Ich gehe durch den Wintergarten hinaus ins Freie um noch ein paar Atemzüge an der frischen Luft zu nehmen. Als ich wieder ins Haus komme, ist es bereits still geworden. Ich nutze die Gelegenheit, um mich ein weiteres Mal im Spiegel zu betrachten und meine Haltung erneut zu kontrollieren. Trotz meiner Müdigkeit bin ich nach wie vor aufrecht und ich sehe erstaunlich frisch und munter aus. Ja, hier passieren wirklich merkwürdige Dinge, denke ich, lösche das Licht und gehe nach oben. Heike, mit der ich das Zimmer teilte, schläft bereits.

Als ich schließlich im Bett liege, werde ich nachdenklich. Es scheint mir, als befinde ich mich in einer völlig neuen Welt.

Annette Müller:

Durch das, was wir tun, werden alle bisherigen wissenschaftlichen Erkenntnisse über Struktur und Materie außer Kraft gesetzt. Wir stellen all das, was jemals über Materie bekannt war, auf den Kopf. Wer alleine durch seine gedankliche Absicht in der Lage ist, auf feste Strukturen, wie zum Beispiel Knochen, einzuwirken, so dass diese sich vor aller Augen verändern, der verneint die aktuell gültigen physikalischen Gesetze und stellt diese in Frage.

Wenn wir nur etwa hundert Jahre in der Geschichte zurückgehen und uns die wissenschaftlichen Erkenntnisse von damals ansehen, dann lachen wir über vieles und nennen es Dummheit, denn dumm ist jemand, der etwas nicht weiß. Auch zu damaliger Zeit versuchte die Wissenschaft den aktuellen Wissensstand als unverrückbar und unabänderlich zu festigen sowie alle neuen Erkenntnisse und Entwicklungen zu verhindern. Und genau so ist das auch heute.

Vor einiger Zeit zeigte ich einem Orthopäden auf einer Messe die Röntgenbilder einer Skoliose – vorher und nachher. Na ja, vielmehr versuchte ich, sie ihm zu zeigen. Er schaute kurz auf die Bilder und sagte wörtlich zu mir, dass er sich so etwas gar nicht erst anschaut, denn das von mir erwähnte Ergebnis ist nicht möglich. Mit so einem Humbug beschäftige er sich nicht. »Warum sehen sie es sich denn dann nicht einfach einmal an?«, fragte ich. »Weil das nicht sein kann«, war seine Antwort.

Kaiser Wilhelm sagte seinerzeit: »Ich glaube an das Pferd. Das Automobil ist nur eine vorrübergehende Erscheinung.« Und Karl Benz meinte um 1920, dass das Auto fertig entwickelt ist und er nicht wüsste, was da noch mehr kommen solle. Dass der VW Käfer von 1938 bis 2003 21,5 Millionen mal verkauft wird, das hätte sich zu diesem Zeitpunkt niemand träumen lassen. Der wissenschaftliche Fortschritt entwickelte sich so rasant, dass nur 25 Jahre nach Benz' Aussage zwei Atombomben auf Japan geworfen wurden. 1955, circa zehn Jahre danach, begann in riesigen, unterirdischen Höhlensystemen der Schweiz die CERN Forschung. Es entstand eine 27 Kilometer lange, runde Röhre, in der Wissenschaftler auf der Suche nach den kleinsten Teilchen – den Gottesteilchen – sind, um die Geheimnisse der Materie zu erforschen. Und heute? Heute wird mit unbemannten Drohnen Krieg geführt, die vom anderen Teil des Erdballs gesteuert werden. Was hätten Karl Benz und Kaiser Wilhelm wohl zu alldem gesagt?

Ich kann mich heute über Video-Telefonie mit meiner Tochter in Los Angeles unterhalten, obwohl Ken Olson, der Chef von Digital Equipments, noch 1977 sagte, dass es keinen erdenklichen Grund dafür gebe, dass jemand einen Computer zuhause haben wolle. Das war so ungefähr die Zeit, in der ich Science Fiction-Serien im Fernsehen schaute und mir absolut sicher war, dass das, was ich dort sah, nie – niemals – Realität sein kann. Insbesondere das Telefonieren mit zeitgleicher Bildübertragung war für mich damals ein Ding der Unmöglichkeit. Hätte mir damals jemand gesagt, dass ich einmal mit so einem kleinen Ding namens Smartphone oder I-Phone diese Dinge zur Realität werden lasse, hätte ich wahrscheinlich auch so reagiert, wie der Orthopäde, der sich verzweifelt an seinem jetzigen Wissensstand festklammert.

Meiner Meinung nach versuchen die sogenannten seriösen Wissenschaftler Fortschritt und Entwicklung mit aller Macht zu be- und verhindern. Dann gibt es noch die gerne als unseriös bezeichneten Wissenschaftler, die als Spinner und Fantasten dargestellt werden, weil sie versuchen, das Unmögliche möglich zu machen. Dabei ist es doch, ohne die Einschränkung des rationalen Verstandes und Zuhilfenahme unserer Fantasie und Imagination, ausgeschlossen, einen Blick in die Zukunft zu wagen.

Wenn sich unser Leben und unsere Welt in den letzten hundert Jahren so drastisch veränderte, was wird dann erst in Zukunft alles möglich sein? Richtig! Das können wir noch gar nicht wissen und uns mit höchster Wahrscheinlichkeit auch nicht einmal annähernd vorstellen.

Was für jeden Einzelnen von uns in diesem Kontext wichtig ist, ist die Erkenntnis, dass alles Erschaffene zuerst im Geist existiert. Alles, wirklich alles, wird erst einmal erdacht, imaginiert, erträumt oder fantasiert und erst dann, im zweiten Schritt, wird es zu einer materiellen, von Menschen erschaffenen Manifestation. Errungenschaften, die von Menschen gemacht werden, geschehen nicht von alleine, so wie ein Baum wächst und Samen erzeugt, aus denen dann weitere Bäume wachsen. Nein, zuerst ist immer der Gedanke und erst dann folgt die Tat mit dem Ergebnis. Wir Menschen erschaffen grandiose Entwicklungen. All unsere Gedanken, die wir in die Handlung führen, verändern unsere Welt im Großen wie im Kleinen. Und doch erscheint jeder, der durch die bloße Absicht auf Knochen, Haltung, Geist und Seele sowie das Schicksal eines anderen Menschen einwirkt, heute noch vielen als Zauberer. Und das, obwohl er damit einen ewigen Menschheitstraum verwirklicht: Den Wunsch nach Heilung!

Ich bin auf alle Fälle sehr gespannt, wie die Menschen all dies im Verlauf der nächsten hundert Jahre sehen und inwiefern sich das wissenschaftliche Weltbild und die Naturgesetze bis dahin verändern.

6. Nah und Fern

Während des gemeinsamen Frühstücks gibt Neti das Tagesprogramm bekannt. »Heute erhaltet ihr eure erste Einweihung. Einigt euch, wer zuerst nach oben ins blaue Zimmer kommen möchte. Nach jeder Einweihung brauche ich jeweils ein paar Minuten. Danach kann dann die nächste nach oben kommen. Alle anderen üben in dieser Zeit gemeinsam mit einer Partnerin auf den Behandlungsliegen. Auf diese Weise erlebt ihr, wie sich eure eigene Kraft durch die Einweihung verändert und welche Ergebnisse ihr dadurch erzielen könnt. Nach der heutigen Kraftanbindung seid ihr in der Lage, Schmerzzustände, leichte Allergien, Beschwerden des Bewegungsapparates und vieles mehr zu lindern und zu beseitigen. Ich gehe jetzt nach oben und bereite alles vor. Wer möchte als Erste?« Da Katjas Augen schon strahlen und sie ganz aufgeregt auf ihrem Stuhl hin und her rutscht, überlassen wir ihr gerne den Vortritt.

Wir verteilten uns alle in dem Seminar- und Behandlungsraum, um die bereits gelernten Handauflege- und Atemtechniken weiter aneinander auszuprobieren.
Ich liege jetzt unter den Händen von Annett, die gewissenhaft verschiedene Atemrhythmen übt und über die bei ihr fließende Energie spricht. Ich bin in meinen Gedanken versunken, die um die Einweihung kreisen. Für die Schüler ist mit den Einweihungen keine Verpflichtung verbunden. Während einer Mahlzeit sagte Neti auch, dass jeder hier gewisses Handwerkszeug und Kraftanbindungen erhält, hiermit jedoch seine ganz eigene individuelle Weise der Heilung entwickelt. »Ich möchte jeden frei und unabhängig als Heiler hier entlassen. Wer hier hinausgeht, kann heilen«, habe ich ihre Worte noch im Ohr. Von Letzterem bin ich jedoch immer noch nicht restlos überzeugt. Nun gut, ich würde ja sehen, was sich nach der Einweihung tatsächlich verändert. Dann kann ich immer noch entscheiden, ob ich die Ausbildung hier tatsächlich bis zum Ende besuchen will. Nun bin ich erst einmal sehr gespannt und aufgeregt.

Katja kommt zurück. Sie hat Tränen in den Augen und hält eine große Pfingstrose aus Seide in der Hand. Gleich wird sie bestürmt: »Wie war es?«
»Schön war es, unglaublich!«, haucht sie unter Tränen. Und dann geht sie auch gleich an eine der Liegen, um Tanja abzulösen, die sich bereit macht, als Nächste den Weg nach oben zu beschreiten. Als ich aufstehe, um an Annett Hand anzulegen, höre ich Katja hinter mir sagen: »Das ist wirklich unglaublich! Ich spüre tatsächlich viel mehr als vor der Einweihung.«
Ich drehe mich um und frage: »Was spürst du mehr?«
»Na, die Energie.«
»Aha«, sage ich etwas ungläubig, »das musst du mir mal beschreiben.«
»Wenn ich nun die Energie durch den Körper und die Hände zu Ulrike fließen lasse, kann ich das überall fühlen.
»Kommt bei dir was an?«, frage ich Ulrike.
»Allerdings«, sagt sie und fügt noch hinzu: »Ich habe das ja schon bemerkt, als sie mich noch gar nicht berührt hat.«
»Wie das?«, will ich wissen.
»Als Katja, gleich als sie von der Einweihung zurück kam, ihre Hände auflegen wollte, ist eine Art Welle durch meinen Körper geflos sen«, erläutert Ulrike und fuchtelt dabei mit der rechten Hand umher. Kopfschüttelnd wende ich mich wieder Annett zu, die unser Gespräch mitverfolgt und jetzt genau das ausspricht, was ich mir denke: »Na, da bin ich ja wirklich gespannt.«

Endlich ist es soweit: Ich bin an der Reihe. Langsam gehe ich die Treppe hinauf. Die Tür zum blauen Behandlungsraum ist verschlossen. Kurze Zeit später wird von innen geöffnet. Ich folge Netis Aufforderung hereinzukommen. Im Raum brennen einige Kerzen. Leise, angenehme Musik läuft im Hintergrund.
»Bitte, nimm jetzt hier Platz«, sagt Neti und zeigt auf einen Stuhl in der Mitte des Zimmers. Als ich sitze, fährt sie fort: »Ich weihe dich jetzt in die erste Stufe von amazinGRACE ein. Mit dieser Kraftanbindung überschreitest du bereits Grenzen und begibst dich auf den Weg, deine eigene wahre Größe zu erkennen.« Nach einer Pause spricht

Neti weiter: »Ich nenne dir jetzt den Satz, mit dem du dich vor jeder Heilsitzung mit der Quelle der Kraft verbindest. Präge dir diesen Satz genau ein – Wort für Wort.« Langsam und eindringlich spricht sie nun die für die Verbindung notwendigen Worte und fordert mich dazu auf, selbige zu wiederholen. Währenddessen habe ich das Gefühl, als würde sich der Raum um mich weiten. Nicht das Zimmer an sich vergrößert sich, sondern ein imaginärer Raum um mich herum. Nun bittet mich Neti, die Augen zu schließen. In diesem Moment kann ich das erste Mal, seit ich in diesem Haus bin, richtig loslassen. Ich lasse es geschehen. Wer mich kennt, weiß, was das für mich bedeutet. Normalerweise muss ich alles unter Kontrolle haben. Ich muss genau wissen, was um mich herum vor sich geht. Es fällt mir schwer, anderen etwas, das mich betrifft, zu überlassen. Und jetzt? Jetzt sitze ich da und empfinde Leichtigkeit und Sorglosigkeit – ein unbeschreibliches Gefühl! Es geht jetzt nur um mich. Ich fühle mich als der Mittelpunkt der Welt und bin gleichzeitig völlig entspannt. Plötzlich habe ich Vertrauen! Nichts kann mir passieren! Dann merke ich, dass Neti einmal um mich herum geht. Sie legt ihre Hände auf meine Schultern und sagt etwas. Den genauen Wortlaut nehme ich nicht wahr. Ich bin so eins mit mir, dass es mir in diesem Moment völlig egal ist, was um mich herum geschieht. Der Raum, nein, die Welt gehört mir. Ich sitze da und bin »Ich«. Und dieses »Ich« wird immer größer und stärker. Gleichzeitig glaube ich, kein Gewicht mehr zu haben. Für einen Moment ist mir nicht mehr klar, ob ich jetzt sitze, stehe, liege oder mich bewege. Als Neti sagt: »Du kannst jetzt deine Augen wieder öffnen«, scheint es mir, als würde ich von irgendwoher wieder zurückkommen. Wie viel Zeit vergangen ist, kann ich nicht einschätzen. Neti steht vor mir mit einer Pfingstrose in der Hand. Mit den Worten »Die Blume ist zur Erinnerung an diese erste Einweihung«, überreicht sie sie mir. Ich stehe auf und wir umarmen uns.

Lachend gehe ich zur Tür hinaus. Neti ruft mir noch nach, ich solle der Nächsten Bescheid sagen, dass sie in zehn Minuten kommen möge. Als ich bereits unten bin, habe ich überhaupt keine Lust, in den Seminarraum zu gehen. Am liebsten wäre ich jetzt allein. Ich schaue auf Netis Blume. Ich bin kein großer Fan von Seidenblumen, aber diese würde ich sicher ewig aufheben. Zögerlich öffne ich die Türe und sage salopp: »Die Nächste bitte in zehn Minuten.« Alle lachen und ich verdrücke mich in den Wintergarten. Ich muss jetzt wirklich allein sein. Ich denke darüber nach, was hier mit mir geschieht. Darüber sprechen will ich nicht. Das gehört jetzt allein mir! In diesem Augenblick entsteht in mir auch zum ersten Mal der Wunsch, die Ausbildung nicht nur journalistisch zu beobachten, sondern sie vollständig zu machen. Ob ich damit dann wirklich Menschen heilen kann, ist mir in diesem Moment gar nicht wichtig. Die gerade erlebte Einweihung bedeutet mir viel. Ich fühle mich großartig. Ich weiß auch, dass es während der Ausbildung noch weitere Einweihungen gibt. Und die will ich einfach haben: Egal, was ich damit machen würde. Außerdem genieße ich den Aufenthalt in der wohligen Villa und das Zusammensein mit den Frauen, die an der Ausbildung teilnehmen. Ich nehme mir vor, recht bald einmal meine Kinder nach Frabertsham mitzunehmen. Sicher würde es ihnen hier gut gefallen. Auch interessiert es mich, was sie wohl zu dem, was hier so passiert, sagen würden.

Durch die Glastür, die den Wintergarten vom Seminarraum trennt, sehe ich Neti, wie sie an der Stirnseite des Tisches Platz nimmt. Ich gehe also hinein. Alle sitzen bereits auf ihren Plätzen und schauen erwartungsvoll auf Neti, die nun fragt: »Und, wie geht es euch jetzt? Wie habt ihr die Einweihung empfunden?« Jede der Frauen erlebte diese erste Kraftanbindung als etwas Großartiges und Unbeschreibliches.
»Es war erhebend«, sagt Christiane.
»Ja, wirklich, Neti, das ist der richtige Ausdruck«, stimmt Katja zu.
»Und wie ist es euch danach bei den Übungen gegangen?«, will Neti noch wissen. Angelika schildert, dass sie als Klientin von Katja wesentlich mehr Energie spürte als zuvor. Auch die anderen berichten von intensiv wahrgenommenen Gefühlen wie starke Hitze oder Kribbeln. Ich selbst kann dazu nichts berichten, weil ich ja nach der Einweihung gar nichts mehr ausprobiert habe. Das empfinde ich jetzt allerdings auch nicht als weiter schlimm. Ich bin vollauf zufrieden.

Nach der Mittagspause kündigt Neti an, uns in die Kunst der Fernheilung einzuweisen. Auf dem Weg in den Seminarraum erinnere ich mich diesbezüglich an eine Situation vor einigen Jahren. Eine gute Freundin von mir rief damals viele Menschen ihres Freundeskreises an und bat uns alle, zu einem bestimmten Zeitpunkt für einen ihr nahestehenden Menschen zu beten und ihm gute Gedanken zu schicken, da er sich einer schweren Gehirnoperation unterziehen musste. Ohne lange darüber nachzudenken, kam ich dieser Bitte nach. Ich betete also. Die Operation verlief gut. Ob unsere Gebete etwas hierzu beitrugen, weiß ich nicht.

Nach einigen Ausführungen zum Thema Fernheilung bittet Neti uns, zwei Gruppen zu bilden. Eine begibt sich in das Esszimmer, die andere verweilt im Seminarraum. Ich gehöre der Gruppe im Esszimmer an und erhalte die Aufgabe, Impulse zu einem Körperteil von jemandem bestimmten zu schicken, der im Seminarraum sitzt. Das empfinde ich dann doch ein wenig eigenartig. Trotzdem versuche ich, die mir gestellte Aufgabe ernst zu nehmen. Als wir wieder in den Seminarraum gehen, fragt Neti die dort Verbliebenen, ob sie etwas spürten und wenn ja, wo. Und siehe da! Es kam doch tatsächlich bei einigen etwas an, und sogar dort, wohin wir vom Esszimmer aus etwas geschickt hatten. Unglaublich!
So meldet sich unter anderem Ulrike zu Wort: »Ich habe in meinem rechten Oberarm einen Wärmefluss gespürt.«
»Ja, dahin habe ich meine Impulse auch geschickt!«, jubelt daraufhin Annett.
Bei mir selbst klappte es dieses Mal anscheinend nicht. Damit war ich allerdings auch nicht alleine. Aber allein die Tatsache, dass es bei einigen funktioniert hat, versetzt mich in großes Staunen. Es verstärkt jedoch auch meine Annahme, dass ich vielleicht doch nicht die Gabe zur Heilung habe und all jene, denen die eben geübte Fernheilung nicht gelang, vielleicht auch nicht.
»Ach, es wäre zu schön um wahr zu sein, wenn ich meine Eltern, die 360 Kilometer von mir entfernt wohnen, auf diese Weise von ihren Zipperlein und Schmerzen befreien könnte«, sage ich verträumt vor mich hin.
»Das wirst du, Annette. Beginne gleich damit, denn das ist eine gute Übung und du siehst sicherlich schon bald, dass es wirkt«, muntert Neti mich auf.

»Aber, es klappt ja nicht einmal hier – über die kurze Distanz.«
»Probiere es trotzdem immer wieder aus. Wende deine neu erworbenen Kräfte gleich an. Und glaube mir: Bei Fernheilung ist es vollkommen egal, wie weit der Esperent vom Heiler entfernt ist. Der kann auch auf der anderen Seite der Welt sein«, gibt mir Neti als Antwort. Ich ziehe meine Stirn in Falten. Nun ja, bei Peter habe ich es am eigenen Leib erlebt. Aber da schickte ja auch Neti die Impulse. Und dass sie das kann, daran zweifle ich inzwischen nicht mehr. Nichtsdestotrotz fühle ich in diesem Moment wieder das starke Verlangen in mir, die Ausbildung zu Ende zu machen. Irgendwie würde es mich weiter bringen. Das weiß ich in diesem Moment genau.

Inzwischen ist bereits etwas Unruhe in der Runde entstanden, denn einige von uns müssen auf Bahn- oder Flugzeiten achten. Neti beendet nun offiziell das erste Modul: »Ich wünsche euch allen einen schönen Heimweg und freue mich auf unser nächstes Treffen. Wendet eure durch die erste Einweihung erhaltenen Kräfte gleich an und freut euch über jeden Erfolg!« Langsam löst sich die gesamte Runde auf. Begleitet von zahlreichen Umarmungen verschwinden alle und nach und nach wird es ruhig in der Villa SAN ESPRIT, dem Ort an dem Menschen durch die Kraft des Geistes gesunden.

Annette Müller:

SAN ESPRIT: Die Namensfindung braucht seine Zeit. Der Name soll schön und freundlich klingen – Ich wollte den Namen mit einem Wohligkeitsgefühl aussprechen können und er sollte auch genau das ausdrücken, was ich tue: Durch die Kraft der Gedanken Gesundheit herstellen oder hervorrufen. Lange wälzte ich alle möglichen Variationen von Ausdrücken wie »Sana«, »Mental« und »San a Mente« in meinem Geist hin und her, bis ich dann eines Tages auf die Idee kam, unseren Geist mit dem französischen Wort »Esprit« zu benennen. Dieses Wort transportiert für mich nicht nur den Geist samt seiner Gedanken, sondern auch das Beseelte und die lebensfreudige Kreativität. »Esprit Sana« klang für mich allerdings wie eine Pille oder ein Psychopharmaka und schied daher sofort aus. »Sana Esprit« war schon eher das stimmige Bild, das ich suchte: »Sana« – die Gesundheit und »Esprit« – der Geist, das passte als Name für meine Pläne und Unternehmungen. Doch irgendwie klang es leider auch ein wenig wie Schluckauf, als ich es aussprach. Also entschied ich mich für »San Esprit«: ein angenehmer Klang, mit dem ich große Bedeutung verknüpfe.

In der Villa SAN ESPRIT herrschen seither eben dieser Geist und dieses Bewusstsein. Wir stellen durch die Kraft des Geistes nicht nur Gesundheit her, sondern lehren diese Kunst auch und geben unser Wissen weiter. Außerordentlich beeindruckend ist diese Kraft beim Fernheilen erfahrbar. Das ist etwas, das noch unfassbarer und schockierender auf Skeptiker wirkt, als das Heilen vor Ort. Und doch funktioniert es.

Gedanken sind schneller als Licht. Wenn man sich vorstellt, auf dem Mond zu sein, so ist man in seinen Gedanken sofort und ohne Zeitverzögerung dort. Denkt man an einen Menschen, so erscheint dieser einem sofort vor dem geistigen Auge. Wenn wir an die Sonne denken, so sind wir umgehend in Gedanken bei ihr, obwohl das Licht der Sonne acht Minuten braucht, um auf der Erde einzutreffen. Und wenn wir an die nächste Galaxie denken, dann sind wir ebenfalls sofort vor Ort, obwohl das Licht – physikalisch gesehen – viele Jahre braucht, um dorthin zu gelangen. Heilimpulse zu senden, ist also bei weitem nicht so schwer oder unmöglich, wie man sich das vorstellt.

Fernheilen trifft auf ungeheure Widerstände und ist gleichzeitig der Beweis dafür, dass unsere Welt, so wie sie uns ein Leben lang gelehrt, gezeigt und erklärt wird, nicht die letztendliche Realität ist. Man steckt unser Hirn in eine quadratische Box und es ist nicht erwünscht, außerhalb dieser Begrenzungen zu denken. Die Welt entsteht aber zuerst aus dem Stoff des Geistes und wird erst dann zur Materie: Wie ich schon zuvor ausführe, ist der Mensch großartig und ein göttliches Wesen mit schöpferischen Kräften. Doch das ist noch nicht alles: Nicht nur der Mensch ist aus diesem göttlichen Geist gewirkt, son-

dern die gesamte sichtbare und unsichtbare Materie. Das Werkzeug, welches wir beim Fernheilen benutzen, ist unser Gehirn – die Hände brauchen wir dazu nicht. Wir schicken mit diesem, unserem Gehirn simpel und einfach heilende Gedankenimpulse an den Empfänger. So einfach ist das! Und dass dies gelernt und gelehrt werden kann, stellt unsere Welt, so wie wir sie kennen, nicht nur in Frage, sondern trägt auch zu einem Paradigmenwechsel bei, der unser aller Leben nachhaltig verändern wird, wenn – ja, wenn – nur viele Menschen zu ihrer eigenen Kraft finden.

7. Wie alles begann

Als ich das Büro betrete, sitzt Neti an einem großen Schreibtisch, der links neben der Tür vor einer Regalwand voller Ordner und Bücher steht. Neti klappert auf der Tastatur ihres Computers und lächelt mich an, als ich hereinkomme.
»Mach es dir gemütlich!«, fordert sie mich freundlich auf und weist auf einen gemütlichen Sessel.
»Du trinkst doch gerne Rotwein, soweit ich mich erinnern kann, oder?«
»Oh, ja«, bestätige ich und nicke eifrig mit dem Kopf.
»Die ehemalige Bewohnerin der Villa hat mir einige Kostbarkeiten überlassen, weil sie kaum Alkohol trinkt. Der Keller ist noch voll davon und für besondere Gäste hole ich gerne eine Flasche hoch.« Dabei steht sie auf und geht hinaus. Schon nach kurzer Zeit kehrt sie zurück: In der rechten Hand eine Weinflasche und in der linken zwei Gläser und einen Korkenzieher. Sie platziert alles auf dem flachen Tisch neben die Wasserkaraffe und bittet mich, den Wein zu öffnen. Dann, nachdem wir den ersten Schluck nahmen, fragt Neti: »Na, und was sagst du nun?«
»Ja, ein wirklich guter Tropfen«, lobe ich den Wein.
Damit zeigt sich wieder einmal mein Talent, tief in Fettnäpfe zu treten. Natürlich bezog sich die Frage auf das erste Ausbildungsmodul, meine Einweihung und das, was ich erlebt und beobachtet hatte. Neti verdreht die Augen und dann müssen wir beide lachen.
»Nun ja - meine Eindrücke von diesem ersten Ausbildungswochenende jagen noch unsortiert und zum Teil unverstanden in meinem Kopf herum«, stammle ich etwas verlegen. Dann gebe ich Neti gegenüber auch zu, dass der Skeptiker in mir immer wieder versucht, Haken zu finden und die Schublade der Manipulation zu ö fnen. »Aha!«
»Ja, aber irgendwie ist es schon äußerst merkwürdig, dass ich innerhalb von Sekunden eine weit aufrechtere Haltung gehabt habe«, sage ich.
»Ja, das überprüfst du ja nun auch oft genug vor dem Spiegel. Überzeugt dich das nicht?«

»Ja, schon. Aber das ist so unwahrscheinlich. Das geht doch eigentlich gar nicht«, gebe ich zu bedenken.
»Die Einweihung hat dich ja auch sehr berührt. Vielleicht hast du ja auch bereits gespürt, dass da Kraft auf dich übergegangen ist. Und dass Energie geflossen ist, hast du ja selbst bei der Übung mit Heike und dem Aurasehen wahrgenommen.«
»Ja, da hast du Recht, vielleicht muss ich mit all dem erst vertrauter werden. Das ist für mich ein Bereich, mit dem ich mich normal nie befasse. Das alles übersteigt ganz einfach meine Vorstellungskraft«, sage ich und will damit dieses Thema erst einmal abschließen, denn ein anderes interessiert mich in Wahrheit viel mehr.
»Ach Neti, erzähl mir doch lieber erst einmal, wie du eigentlich auf die Idee gekommen bist, dich mit Geistigem Heilen zu befassen. Und was ist denn überhaupt in all den Jahren passiert, in denen wir nichts voneinander gehört haben? Als ich dich angerufen habe, hast du gemeint, dies sei eine lange Geschichte. Nun – jetzt ich bin ganz Ohr!«

Neti schaut an mir vorbei und überlegt. Dann sagt sie: »Ich weiß gar nicht, wo ich beginnen soll. Also, dass unser Kontakt abgebrochen ist, das lag wohl zum einen daran, dass mein Mann sehr krank wurde. Und dann hatte ich diesen Unfall, der mich vor einigen Jahren erst einmal völlig aus allem herausriss. Überhaupt sollte sich an jenem Tag mein ganzes Leben verändern.«
Sie erzählt, wie sie mit einer lieben Freundin gut gelaunt durch München fuhr und ein Mercedes ihr plötzlich die Vorfahrt nahm. Frontal knallte sie mit ihrem Twingo in dessen Beifahrertür.
»Mein Auto war völlig verbeult, aber ich wähnte mich unverletzt. Meine Freundin und ich kletterten durch die Beifahrertür hinaus. Ich hörte schon den Krankenwagen und die Polizei. Der Krankenwagenfahrer bestand dann auch darauf, mich mit ins Krankenhaus zu nehmen. Dort wurde ich geröntgt und mein geschwollener Fuß und der verletzte Daumen bandagiert. Dann holte mich ein Freund ab und fuhr mich nach Hause. Aber schon in den darauffolgenden Tagen bekam ich Kopfschmerzen, die sich ständig steigerten. Nach einigen Wochen nahmen die Schmerzanfälle solche Ausmaße an, dass ich ernsthaft ans Sterben dachte. Mehrmals musste der Notarzt kommen. Ich brachte die

Attacken damals allerdings nicht mit meinem Unfall in Verbindung. Zunächst dachte ich an eine schwere Infektion, weil ich mich ständig übergeben musste und Hitze- und Kältewellen meinen Körper marterten. Die Anfälle kamen schon bald in immer dichteren Abständen und irgendwann war ich nicht einmal mehr in der Lage, alltägliche Dinge zu erledigen. Ich hatte Wortfindungs- und Schreibstörungen, konnte mich nicht mehr konzentrieren, ja ich erkannte nicht einmal Gesichter wieder. Das ging soweit, dass ich eines Tages sogar vergaß, meine Tochter abzuholen und es nicht einmal merkte.«
Dann berichtet Neti von ihrer Odyssee durch die Schulmedizin, die sich über Monate hinzog, aber kein Ergebnis brachte. Die Ärzte fanden weder die Ursache für ihre unbeschreiblichen Schmerzen, noch die für die immer häufiger auftretenden Ausfälle.
»Endlich entdeckte ein Migränespezialist mittels Bewegungs-MRT, dass mein Kopfgelenk verletzt, die Haltebänder am Atlas – also dem obersten Halswirbel – gerissen und der Dens, der dornförmige Knochenfortsatz des zweiten Halswirbels, angebrochen waren. So fand der Kopf keinen Halt mehr und der Dens reizte permanent mein Rückenmark: Eine entsetzliche Diagnose mit wenig Chance auf Heilung. Ich hatte also die Wahl: Entweder ich gehe das sehr große Risiko einer Operation ein, in der mein Genick mit zwei Stahlplatten versteift wird, oder ich muss weiter mit den Schmerzen leben.«
Mir wird ganz schwindelig beim Zuhören, denn wie Neti erklärt, ist das eine Situation knapp vor einem Genickbruch.
»Also ist es doch eine Folge des Unfalls gewesen, die zuvor keiner entdeckt hatte«, sage ich. Neti nickt und berichtet weiter, wie sie nach Möglichkeiten suchte, ihren entsetzlichen Zustand zu verbessern: »Ich fand eine physiotherapeutische Praxis in Freiburg. Tatsächlich konnte man mir dort nach etlichen Behandlungen Linderung verschaffen. Doch meine private Krankenversicherung übernahm die Kosten nicht. So hatte ich zusätzlich zu meinen Schmerzen auch noch Schulden und musste die Behandlung schließlich abbrechen.«

In dieser Zeit der Hoffnungslosigkeit meldete sich eines Abends Netis Mutter am Telefon und berichtete aufgeregt von einer Fernsehsendung, die sie gerade verfolgt hatte.

»Vor laufender Kamera sah sie, wie ein Geistheiler einer Frau die Hände auflegt und sie innerhalb kurzer Zeit von ihren starken Schmerzen befreite. In ihrer Begeisterung beschwörte mich meine Mutter, auch einen Geistheiler zu konsultieren.« Neti erzählt, dass sie sich zum damaligen Zeitpunkt nicht vorstellen konnte, dass jemand aus unserem Kulturkreis allein mit Handauflegen das schafft, was die Schulmedizin mit all den ihr zur Verfügung stehenden Mitteln nicht vermag.

»Aber was sollte ich tun?«, fährt Neti fort. »Ich war verzweifelt. Also griff ich nach diesem Strohhalm. Ich hatte ja nichts zu verlieren. So machte ich mich auf zu einem Menschen, an dessen Kräfte ich nicht glauben wollte und konnte. Der Heiler praktizierte in seiner kleinen Wohnung. Alles sah genau so esoterisch aus, wie ich mir das vorgestellt hatte. Meine Erwartungen waren gering. Ich sollte mich hinlegen und entspannen. Entspannung – genau das wünschte ich mir ja, aber es war unmöglich. Alles in meinem Kopf dröhnte vor Schmerz. Mir war, als hätte ich tausend Presslufthammer in meinem Schädel, die mir das Gehirn zermartern. Schließlich sollte ich meine Augen schließen. Dann hörte ich, dass der Heiler etwas in der Luft macht, bevor er seine Hände auflegte. Und dann geschah das Unglaubliche! Schon im ersten Moment der Berührung spürte ich eine Erleichterung. Meine Schmerzen ließen nach: Zwar nur ein wenig, aber allein das war für mich damals eine wahrhafte Erlösung. Ich konnte die Augen öffnen, klarer sehen, Gedanken fassen und war sogar in der Lage zu einem Gespräch. Obgleich meine Schmerzen noch immer wahnsinnig stark wahren, erfuhr ich Linderung.«

Netis Zustand wurde nach mehreren Sitzungen besser und besser. Sie war wieder in der Lage, ihren Alltag zu organisieren, zu reisen und zu lesen. »Ich war so fasziniert von dieser Erfahrung, dass ich begann, mich mit dem Geistigen Heilen zu befassen. Ich las Bücher zu diesem Thema, recherchierte im Internet, suchte verschiedene Heiler auf und kam schließlich zu der alles entscheidenden Erkenntnis: Das ist mein Weg!«

Annette Müller:

Wenn ich zurückdenke, ist mir noch immer angst und bange. Nachdem ich mein Buch »Ich gehe den Weg der Wunder« veröffentlicht hatte, trug ich bei Lesungen anfangs immer das Kapitel zu meinem Werdegang vor. Ich schilderte dort die entsetzlichen und dramatischen Umstände, Leiden und Bedrohungen, die mir zu dieser Zeit widerfuhren. Doch irgendwann spürte ich dann, dass ich das nicht mehr vorlesen möchte. Denn all dies war – Gott sei Dank – vorbei! Und es ging mir durch meine Entwicklung inzwischen wieder gut, besser als jemals zuvor.

Ich erinnere mich in diesem Zusammenhang an unseren Informationsstand auf einer Veranstaltung in der Nähe vom Chiemsee. Ich stellte einen Bildschirm auf, wo Vorher- und Nachher-Bilder laufen. Ein Ehepaar blieb stehen und schaute fasziniert auf die zu sehenden Erfolge. Katja, die auch am Stand war, erzählte den beiden dann ganz begeistert etwas über die Hintergründe. Das Paar reagierte beeindruckt, doch auch ein wenig amüsiert und ungläubig. So fragte mich die Frau, wie ich denn dazu gekommen sei und ich erzählte daraufhin meine Geschichte. Die beiden hörten andächtig zu und nach einem kurzen Schweigen meinte ihr Mann: »Da können Sie und wir ja ihrem Unfall dankbar sein!«

Diese Aussage hat mich erstmal sprachlos und sehr betroffen gemacht. Ich spürte, dass der Herr Recht hat, und doch war ich meinem Unfall nicht dankbar. Wenn ich die Wahl hätte, weiß ich, dass ich diesen harten Weg niemals freiwillig gehen würde, um dorthin zu gelangen, wo ich heute bin. Klar, ich fühle mich dort, wo ich jetzt bin, zuhause und wohl: Heute ist das Leben für mich eine Freude und ein ständiger Ausdruck von Glück. Auch kann ich mir keine sinnvollere und erfüllendere Tätigkeit, als die meine, vorstellen. Aber, der Preis hierfür war hoch – sehr, sehr hoch! Und genau deswegen freue ich mich für jede und jeden, der zu der Heilerausbildung findet, ohne vorher Leid und unendlichen Schmerz durchgemacht zu haben. Ich glaube nicht daran, dass ein »echter« Heiler, wie es so oft geschrie-

ben und verlautbart wird, erst einmal selbst Leid erleben muss, um heilen zu können. Ich halte das für einen unendlich großen Blödsinn und eine üble Anmaßung.

All das, was ich durch meinen Unfall und die einhergehenden furchtbaren Konsequenzen erlebte, katapultierte mich in eine andere Welt. Und diese »neue« Welt bestand nur aus Korruption, Lug, Betrug und Ausbeutung. Ich begegnete den widerwärtigsten und verachtenswertesten Menschen in Gestalt von Ärzten, Gutachtern, Anwälten und Mitarbeitern von Versicherungen. Ich wünsche das, was ich damals durchmachte, niemanden. Heute ist all dies nicht mehr meine Realität. Ich bin dieser »Wirklichkeit« entkommen. Ich bin frei! Meine Einstellung zur alltäglichen Gesellschaft ist seither jedoch eine andere. Die »normale« Welt hat für mich keine Bedeutung mehr.

Um meine persönliche Einstellung zu erklären, erzähle ich hier noch ein sehr privates, schmerzhaftes Beispiel: In meiner schon erwähnten Autobiographie erzähle ich vom Tod meines Mannes. Doch es gibt auch etwas, das ich dort nicht preisgebe...

Am Vortag seines Todes besuchte ich Günter noch einmal. Merkwürdigerweise war er plötzlich alleine in seinem Zimmer und ich bekam auch sofort mit, dass seine Morphium Dosis erhöht war. Günter sagte mir, dass man ihn in zwei Tagen am Herzen operiert, weil sein Herzbeutel verkrebst war – doch diesen könnte man entfernen. Das ergab für mich keinen, aber auch gar keinen Sinn, denn alles deutete darauf hin, dass man jederzeit mit seinem Ableben rechnete. Am nächsten Morgen erhielt ich dann einen Anruf von ihm. Er atmete schwer und sagte, dass man ihn schon jetzt in den Operationsaal fährt, da sich sein Zustand stark verschlechtert hatte und die Operation nicht mehr bis zum geplanten Datum warten kann. Ich hörte am Telefon, dass er furchtbar kämpfte. Ungefähr zwanzig Minuten später bekam ich die Nachricht des Krankenhauses, dass er während der Operation verstorben war.

Zwei Wochen nach Günters Tod erhielt ich die Rechnung für seine Operation. Nun wusste auch ich, warum man einen sterbenden Pri-

vatversicherten noch einmal schnell operiert: Die Rechnung betrug über 6.000 Euro. Unsere Gesellschaftsform lebt vom Parasitendasein. Sie lebt vom Stehlen, Wegnehmen, Ausbeuten und Aussaugen. Sie lebt vom Krieg und verdient an der Armut und am Leid. Ich brach schlussendlich aus dieser Welt aus. Und heute befreien meine Schüler und ich andere aus dieser gnadenlosen Maschinerie.

8. Von Tieren und Menschen

Nachdenklich nippe ich an meinem Rotweinglas.
»Woher hast du überhaupt die Sicherheit genommen, dass auch du das Zeug zu einer Geistheilerin hast?«, frage ich.
»Nun ja, die Heiler, die mir geholfen haben, hatten das schließlich auch einmal gelernt. Wenn das möglich war, wollte ich dies auch. Ich fühlte mich im wahrsten Sinn des Wortes gerufen. Ich besuchte also Seminare von praktizierenden Heilern in Deutschland, Österreich, der Schweiz und in den USA. Ich machte mich mit den unterschiedlichsten Heilmethoden bekannt und lernte sehr schnell zu differenzieren.« Konzentriert höre ich Netis folgenden Ausführungen zu. Es beruhigt mich, dass auch sie über bestimmte Situationen und Leute in der Esoterik-Szene schmunzelt und bei weitem nicht alles ernst nimmt, was zum Teil selbsternannte Wunderheiler von sich geben.
»Ich fand auf meinem Weg aber auch eine Zahl wahrer Heiler, von denen ich lernte, meine geistigen Kräfte anzuwenden. Von ihnen erhielt ich auch Einweihungen, die Kraftanbindungen zu Energien, die ich brauche«, fährt Neti fort.
»Aber, wie hast du diese Energien getestet?« will ich wissen. Als mir Neti dann erzählt, dass ihre ersten Esperenten zwei Tiere waren, bin ich doch etwas verblüfft – denn da kann man definitiv nicht schummeln oder manipulieren. Auch ein Placebo-Effekt ist bei einem Tier nicht möglich. Die Katze, der Neti während eines Besuches bei einer Freundin die Hände auflegte, war zu der Zeit schon etwa ein Jahr so altersschwach, dass sie sich kaum noch bewegen konnte.
»Ich schlug meiner Freundin Bettina vor, die Katze zu behandeln, nahm sie auf meinen Schoß und legte ihr die Hände auf. Zwei Tage später rief meine Freundin an und berichtete mir, dass die Katze doch tatsächlich verschwunden war und nun wieder herumstreunte, sprang und tobte. Sie hatte ihre Lebensgeister wieder erhalten und uns war beiden klar, dass dies nur durch das Handauflegen möglich sein konnte.
Eine ähnliche Geschichte höre ich nun noch über die Heilung von Bettinas Collie. Er konnte schon seit langer Zeit seine Hinterpfoten

nicht mehr richtig anheben. So schlich er mehr durch die Gegend, als zu laufen oder gar zu rennen. Man hörte genau, wie seine Krallen über den Boden kratzten. Auch bei diesem Hund bewirkte das Handauflegen eine schlagartige Besserung. Gleich nach der Behandlung lief er wieder normal, hob seine Beine und ging von nun an wieder auf leisen Pfoten.

Lebhaft berichtet Neti: »Meine wirkliche Feuertaufe im Geistigen Heilen hatte ich jedoch auf dem Balkan. Ich bot dort kostenlose Heilsitzungen an, um mehr Sicherheit zu erlangen. Und was ich dort erlebte, ist wirklich sensationell.«
Neti stand dort für ihre Behandlungen nicht etwa ein ruhiger, heller Raum zur Verfügung. Sie praktizierte in einem Kellerraum, der eine Art örtliches Kommunikationszentrum war. Dort trafen sich Menschen zum Tee trinken, rauchen und plaudern. Kinder tobten herum und der Fernseher lief. Es war eben der einzige beheizbare Raum.
»Als sich herumsprach, dass eine deutsche Heilerin im Ort war – und das ging rasend schnell – kamen an die dreißig Frauen, um sich von mir behandeln zu lassen. Die Männer beobachteten argwöhnisch, was ich da tat. Ich hatte wirklich beachtliche Heilergebnisse, was mich total glücklich machte und mir Sicherheit und Selbstvertrauen gab.«
»Welche Ergebnisse sind das gewesen? Was haben die Frauen gehabt?«, bohre ich nach.
Neti überlegt kurz: »Das ist lange her. Eine Frau hatte zum Beispiel seit Monaten anhaltende, starke Unterleibschmerzen, was sie mir flüstern berichtete. Die verschwanden schon nach kurzer Zeit. Eine andere hatte große Probleme mit dem Rücken, die auch schon nach der ersten Sitzung stark nachließen. Eine Frau nach der anderen stieg von der Liege und bestätigte, dass ihre Schmerzen weg waren, sie besser laufen konnten, der Rücken nicht mehr verspannt war, die ewigen Beschwerden im Bauch weg waren und so weiter und so fort. Trotzdem gab es da einen Mann, der es nicht lassen konnte, sich über mich lustig zu machen. Und du wirst es nicht glauben: Ausgerechnet der wollte jetzt auf meine Liege. Er sagte, dass er seit Jahren ein kaputtes Knie hätte und ich ihn nun heilen solle. Na ja, und zur großen Enttäuschung des Mannes, der ja eigentlich das Gegenteil erwartet hatte, funktionierte es auch bei ihm.«

»Hat das die anderen Männer nicht beeindruckt?«, frage ich.
»Ich glaube, es war ihnen einfach nur unheimlich«, sagt Neti lachend, »aber das war mir dann auch egal. Für mich war es wichtig, die Erfahrung zu machen, dass Heilung überall möglich ist, wahrscheinlich auch auf einem Marktplatz. Somit fuhr ich also sehr zufrieden nach Deutschland zurück.«
»Und da hast du beschlossen, eine Klinik zu eröffnen und hast diese Villa gemietet. Wie bist du auf diese Idee gekommen?«, frage ich.
»Nein, nein!« wehrt Neti ab, »ich habe zu diesem Zeitpunkt nicht vorgehabt, eine Klinik zu gründen. Es war anders. Günter starb schließlich an seinem Krebsleiden. Nach seinem Tod hielt mich nichts mehr in der Kleinstadt, in der wir bis dahin gelebt hatten. Anya, meine Tochter, träumte von einem Haus im Grünen und deshalb stöberte ich in den Immobilienanzeigen. Und da fand ich eines Tages dieses Haus in Frabertsham. Als Anya und ich es uns anschauten, waren wir total begeistert und wie durch ein Wunder konnten wir es auch mieten. Wunder deshalb, weil wir schließlich nicht die einzigen Interessenten waren und die Besitzerin es eigentlich verkaufen wollte. Hinzu kam, dass der finanzielle Aufwand auch eine große Herausforderung war: Es musste so viel an der Villa gemacht werden. Hierbei wollten mich gute Freunde von mir unterstützen. Sie zogen hier ein und versprachen, sich an den Renovierungsarbeiten und der Miete zu beteiligen. Aber sie betrogen mich. Und dann stand ich da: Alleine, mit all den finanziellen Belastungen und musste alles in der Villa eigenständig regeln. Das war eine wirklich schwere Zeit. Aber, Gott sei Dank, entwickelte sich alles gut, wie du heute sehen kannst.«

Wir trinken beide noch einen Schluck Wein. Als Neti ihr Glas auf den Tisch stellt, beginnt sie von weiteren anfänglichen Heilerfolgen zu erzählen, die für mich allesamt nach Wundern klingen. Da ist zum Beispiel ihr ehemaliger Buchhalter, der ohne Asthmaspray kaum den Tag überstand und außerdem unter Rheuma und Gicht litt. Das Gehen fiel ihm schwer, da er entweder starke Schmerzen hatte oder keine Luft bekam. Er erhielt einige Heilsitzungen von Neti. Danach konnte er wieder unbeschwert laufen und sein Asthma-Spray musste er anschließend – wenn überhaupt – bestenfalls einmal im Monat benutzen. Ich bin beeindruckt und überlege gleichzeitig, ob ich das wirklich glauben soll. Gicht und Asthma waren nun doch schon ein bisschen anders als ein leicht schmerzendes Knie, ein Ziehen im Bauch oder ähnliches.

Neti scheint wohl in meinem Gesicht den Zweifel zu erkennen. »Ich zeige dir mal was«, sagt sie, steht auf und geht zu ihrem Schreibtisch, um sich am Computer zu schaffen zu machen.
»Komm doch mal her!«, bittet sie mich. »Hier schau mal, das sind Fotos von einigen Menschen, die hier Heilsitzungen erhalten haben.« Neti klickt eine Datei an und weist mit dem Cursor auf die Bilder: »Hier, das ist vor der Behandlung und das danach.« Vor mir befinden sich zwei Fotos, auf denen man den Rücken von einer männlichen Person sehen kann.
»Das hat die Mutter des Jungen fotografiert und mir dann zur Verfügung gestellt.«
Es ist wirklich ein großer Unterschied zu sehen. Auf dem ersten Bild erkenne ich eine starke Krümmung des Rückens, eine Skoliose. Auf dem zweiten Bild sieht der Rücken aus wie aus einem anatomischen Atlas – absolut perfekt. Beeindruckt stelle ich fest: »Das ist wirklich unglaublich!« Neti klickt weiter und zeigt zuerst auf ein MRT und dann auf ein Röntgenbild daneben: »Das ist die Halswirbelsäule von Kathrins Vater, der mir ausdrücklich erlaubt hat, die Bilder zu zeigen, weil er so glücklich über den Erfolg gewesen ist.«
Ich erkenne auf dem MRT richtige Löcher in der Wirbelsäule. Das Röntgenbild nach den Heilsitzungen circa vier Monate später zeigt hingegen eine Wirbelsäule, auf der sich wilder Knochen aufgebaut hatte. Die Löcher sind gefüllt.
»Na ja, medizinisch ist das sicher nicht die beste Vergleichsmethode zwischen MRT und Röntgen«, gebe ich zu bedenken.
»Ja, sicherlich. Allerdings hat der Arzt damals, als er von Kathrins Vater nach der Heilung um ein weiteres MRT gebeten wird, nicht zugestimmt. Da der Patient nun laut Röntgen geheilt und beschwerdefrei war, wurde ein teures MRT nicht mehr angeordnet. Die Röntgenaufnahme sei ausreichend sagte er, da man hier sehr deutlich und klar eine gesundete Wirbelsäule sehen konnte.«

Neti macht eine Pause und fährt fort: »Schau, hier habe ich zahlreiche Dankesbriefe von Esperenten.«
Ich sehe auf dem Bildschirm, dass der Ordner wirklich ziemlich gefüllt ist und meine: »Wenn ich die jetzt alle lese, läuft uns die Zeit weg. Ich möchte doch auch hören, wie es bei dir weiter gegangen ist.«
»Ja, gleich«, sagt Neti, »aber wenigstens einen Brief musst du unbedingt lesen!« Sie klickt auf eine Datei, die sich sogleich öffnet. Ich nehme mir jetzt meinen Stuhl und setze mich direkt neben Neti vor den Computer. Ich lese den Bericht einer Dame, die 1998, nach einer schweren Grippe, die Diagnose einer Herzmuskelschwäche erhielt.

Ihre Symptome waren Wasser in den Beinen und der Lunge mit Husten und Schlaflosigkeit – Schlaf war wegen des Wassers in der Lunge nur noch im Sitzen möglich. Zusätzlich musste die Dame wegen eines Leberstaus erbrechen. Sie wurde medikamentös behandelt und stand auf der Liste für eine Herztransplantation. Obwohl man der Patientin diese Transplantation dringend empfahl, lehnte sie ab und begab sich auf ihren eigenen Weg der Heilungssuche – immer im Bewusstsein, dass der Tod direkt vor ihr steht. Bis zur ersten Behandlung im Zentrum SAN ESPRIT hatte sie fast alle alternativen Heilmethoden inklusive Familienaufstellungen, TCM und Akupunktur ausprobiert. Im Winter erfolgte dann eine erhebliche Verschlechterung der Werte. Ein Bluthormon erhöhte sich drastisch. Die Ärzte waren in Panik versetzt. 2008 ging sie zu einem Tag der offenen Tür ins Zentrum SAN ESPRIT. Das tat sie eigentlich nur, um sich ein bisschen abzulenken und unter Menschen zu sein.

Sie schreibt: »Da gab es bei mir eine emotionale Reaktion, die ich als Hinweiszeichen verstand und ich ließ mich bald darauf behandeln. Meine persönliche Befindlichkeit verbesserte sich vergleichsweise rasch. Nach zwei Monaten Behandlung ergab sogar die Blutuntersuchung, dass der Hormonspiegel sich verbessert hatte und nur noch auf eine leichte Herzinsuffizienz hinwies. Nach nur fünf Monaten Behandlung war die Herzauswurfleistung von 30% auf 35% gestiegen und der Kardiologe konnte ein deutlich harmonischeres Ultraschallbild der linken Herzkammer erkennen. Die Herzklappendichtigkeit hatte sich ebenfalls erhöht. Nun, nach nur sechs Monaten an regelmäßigen Sitzungen, spüre ich anhaltend wesentlich mehr Lebenskraft und Lebensfreude. Der Schlaf hat sich erheblich verbessert. Auch meine Krampfadern im rechten Bein machen mir trotz sommerlicher Hitze keine Beschwerden mehr. Dies alles bedeutet für mein Leben, dass ich in meiner Überzeugung bestärkt wurde, dass Heilung doch möglich ist. Es geht mir viel besser. Ich gehe angstfreier durch den Tag, ich bin unbeschwerter und aufrechter, ich freue mich auf meine Zukunft und genieße die Gegenwart. Eine zehn Jahre währende Odyssee ist nun zu Ende gegangen.«

Annette Müller:

In der Zwischenzeit häufen sich solche Heilberichte auf dem Blog der Heilerschule SAN ESPRIT. Sie stammen von Absolventen und Schülern, die ihre Erfahrungen dort einstellen, damit auch andere lesen können, zu welchen Leistungen jeder tatsächlich fähig ist. Heilergebnisse zu sammeln, aufzuschreiben und zu dokumentieren erzeugt Selbstvertrauen. Mit der Zeit entsteht so ein großartiger Schatz, den einem niemand wegnehmen kann. Ich erlebe ganz oft, dass Lernende anfangs noch zaghaft sind, sich und ihre Fähigkeiten in der Öffentlichkeit zu präsentieren. Je mehr Erfahrungen sie allerdings sammeln, desto stärker ändern sich auch ihr Selbstverständnis und ihre Ausstrahlung.

Gesucht werden wir von Menschen aus aller Welt. So erhielt ich vor einiger Zeit eine Einladung nach Texas, um dort, auf die Bitte seines Vaters, mit einem jungen Mann zu arbeiten, der an ALS erkrankt war. Diese tückische Krankheit war bei ihm bereits so weit fortgeschritten, dass er an ein Atemgerät angeschlossen war – nur dieses ermöglichte ihm das Überleben. Bei einer solchen Anfrage konnte es auf keinen Fall um eine Heilung gehen, das war allen Beteiligten vollkommen klar und es wäre auch in diesem Stadium unrealistisch gewesen. Im Kern sollte ich der ganzen Familie dabei helfen, mit der Situation besser umzugehen. Leider war es mir zu diesem Zeitpunkt schlichtweg unmöglich in die USA zu reisen. Was sollte ich also tun? Da kam mir die Idee, dass

Annette an meiner Stelle nach Austin fliegen könnte. Und so geschah es dann auch. Über den Blog der Heilerschule verfolgten wir ihren Aufenthalt und fieberten den täglich neuen Berichten entgegen, die uns an ihrer persönlichen Berg- und Talfahrt teilnehmen ließen. Annette bewegten ihre Erlebnisse in Texas sehr. Sie fühlte mit der Mutter mit, die auf gar keinen Fall erlauben wollte, dass ihr Sohn auf sein Atemgerät verzichtet, um seinen unheilbar kranken Körper verlassen zu können. Als Mutter von zwei Töchtern wusste Annette genau, wie furchtbar es ist, wenn ein Kind leidet und wie schrecklich allein der Gedanke daran ist, es zu verlieren. Die Arbeit mit dem Esperenten selbst schilderte sie als tief berührend und sowohl für ihn als auch sie erfüllend. Sie spürte über die gesamte Zeit der Behandlung eine innige Verbindung. Der junge Mann konnte gerade noch mit dem Blinzeln seiner Augen einen Computer steuern. Mit dessen Hilfe schrieb er ihr, dass er das Gefühl habe, sie schon sehr lange kennen und dass er dankbar dafür war, dass sie die weite Reise zu ihm gemacht hatte.

Bevor Annette die Familie wieder verließ, berichtete ihr die Mutter des Kranken in einem Interview, wie gut ihr das gemeinsame Arbeiten, insbesondere die SKY Sitzungen zum Lösen emotionaler Blockaden, getan hatten und dass sie nun in der Verfassung sei, ihren Sohn loszulassen. Wir hörten in der Aufnahme, dass Annette zu Tränen gerührt war und weinten mit ihr mit.

Zurück in Deutschland warteten wir alle bang auf neue Nachrichten aus Texas. Doch erst Wochen später war es dann soweit. Es war aber nicht die befürchtete Traueranzeige, sondern etwas, mit dem keiner von uns gerechnet hatte: Der Sohn brauchte sein Atemgerät kaum noch und aß bereits die doppelte Menge. Er konnte sein Bett wieder verlassen und mit seinem Rollstuhl Nachbarn Besuche abstatten. Auch war er wieder in der Lage, sich so artikulieren, dass er mitunter ohne Sprachcomputer verstanden werden konnte. Es ging ihm also wesentlich besser, so dass er beschloss, doch noch nicht zu gehen. Was das für Annette und uns bedeutete, ist mit Worten nicht beschreibbar. Nur so viel sei gesagt: Es tut einfach gut, Gutes zu tun!

9. Heilen und Lehren

»Wie ist das eigentlich mit deinen Freunden gewesen? Wie haben denn die auf deine Veränderungen reagiert? Was haben sie zu deiner Entwicklung zur Geistheilerin, zu einer völlig neuen Neti gesagt?«
Neti entweicht ein leises Stöhnen, bevor sie antwortet: »Ja, einige Freunde habe ich ganz aus den Augen verloren, weil ich während der Zeit nach dem Unfall überhaupt keine Kontakte pflegen konnte. Einige kamen später auch wieder aus ihren Schlupflöchern hervor, weil sie neugierig waren, was hier geschah. Davon waren natürlich viele skeptisch. Meine Heilerfolge waren ihnen suspekt. Was aber alle sehr erstaunte war, dass ich mich so grandios von den Unfallfolgen erholt hatte und das nicht aufgrund schulmedizinischer Therapien, sondern aufgrund meiner Besuche bei Geistheilern. Und zum Thema, dass ich inzwischen selber erfolgreich als Geistheilerin arbeitete… ob sich da alle mit mir darüber freuten, da bin ich nicht ganz sicher.«
»Naja, ich habe auch die Erfahrung gemacht, dass bei bestimmten Veränderungen oder Entwicklungen im Leben zuweilen Freundschaften auf der Strecke bleiben«, sage ich nachdenklich, »aber die wirklich engsten Freunde sind mir immer geblieben.«
»Ja, so ist es mir mit Gundi und Frank gegangen, die du ja noch kennenlernen wirst«, antwortet Neti. »Die beiden vertrauten mir wirklich. Beide sind Sozialpädagogen und arbeiten wie du als Coaches. Sie ließen sich beide schon früh von mir behandeln. Bei beiden war das Ergebnis sehr deutlich sichtbar. Frank war viel aufrechter und sein Hohlkreuz verschwand.« Und mit einem etwas hinterlistigen Schmunzeln merkt Neti an: »Genau wie du stellte sich auch er damals jeden Tag vor den Spiegel und prüfte eifrig nach, ob das auch wirklich keine Einbildung war.«
Erwischt, denke ich.
»Bei Gundi verschwanden nicht nur die sehr starken Verspannungen im Nacken, unter denen sie seit Jahren gelitten hatte. Auch die Dornfortsätze der Halswirbelsäule waren plötzlich wieder zu ertasten: etwas, das zuvor durch die starre Muskelmasse nicht möglich

gewesen war. Und als sie einige Wochen später beim Ausladen des Einkaufs aus ihrem Auto plötzlich einen ganz schrecklichen Hexenschuss bekam, konnte ich das per Telefon durch Fernheilung regeln. Das bekam auch die Nachbarin mit und danach sprach es sich wie ein Lauffeuer herum.«
»Nur durch die Nachbarin?«, frage ich erstaunt.
»Ja, sie erzählte diese erstaunliche Geschichte vielen Leuten. Und von denen kamen dann auch einige zu mir, die anschließend ihre Heilungen auch publik machten. Es war wirklich wie ein Buschfeuer. Das kannst du dir gar nicht vorstellen. Da war zum Beispiel ein Mann, dessen Fußgelenksarthrose wir heilten, so dass er wieder Eisstockschießen und sogar Hochseefischen konnte. Er schickte uns daraufhin fast alle Heilungssuchenden aus seinem Dorf. Und die Menschen kamen nicht nur aus der Gegend, sondern reisten auch über die deutschen Ländergrenzen hinweg an: aus Tschechien, Albanien, England, Schweden – einfach unglaublich. Ich fand diese rasante Entwicklung erstaunlich.« Neti lächelt und fährt fort: »Erst richtete ich einen Raum für Behandlungen ein, dann einen zweiten. Es entstand eine Tagesklinik, wenn du so willst. Es gab auch Leute, die an mehreren Tagen hintereinander Heilsitzungen haben wollten und sich in die umliegenden Gasthöfe einmieteten. Da kam mir dann die Idee, diesen Menschen hier im Hause einen stationären Aufenthalt anzubieten. Ja, und damit wurde die erste Fachklinik für Geistiges Heilen in Deutschland aus der Taufe gehoben.«

»Und wie bist du eigentlich darauf gekommen, Leute auszubilden?«
»Das hatte wiederum mit Gundi und Frank zu tun. Die beiden fragten mich nach ihren eigenen Genesungserlebnissen, ob ich meine Heilkräfte nicht weitergeben könne und andere Menschen unterrichten wolle.«
»Die beiden hatten anscheinend keinerlei Zweifel an der Möglichkeit, geistiges Heilen zu lernen. Bin ich denn hier der einzige Zweifler? platzt es aus mir heraus. »Wie kann es denn überhaupt sein, dass du deine Kräfte weitergeben kannst? Dass du sie hast, ist ja offensichtlich klar. Ich gehe ja sogar soweit zu glauben, dass die Weitergabe von Fähigkeiten durch Initiation oder Einweihung, Kraftanbindung – wie im-

mer man es nennen mag – möglich ist. Aber auch dazu braucht man eine Befähigung, eine Gabe. Wenn jemand mit solchen Talenten ausgestattet ist, dann liegt es in der Familie. Ich weiß aus Afrika, wo ich mich – wie du ja weißt – oft und lange mit meinem von dort stammenden Ehemann aufhielt, dass all jene, die mit besonderen Heilkräften aufwarten können, Priester oder eine Art Schamanen sind. Die haben ihr Wissen ebenfalls aus familiärer Überlieferung oder nach jahrelangem Dienen und Lernen bei anderen Priestern erhalten. Wie kann es also sein, dass du Fähigkeiten auf andere übertragen kannst?« Ich ziehe die Stirn in Falten und sehe Neti an. Hoffentlich ist sie jetzt nicht beleidigt, denke ich.

Aber sie antwortete klar und sachlich: »Durch eine spezielle Ermächtigung meines indischen Meisters, in dessen Ashram ich das Meditieren und Yoga lernte, habe ich die Fähigkeit, Kräfte, die mir zur Verfügung stehen, weiterzugeben. Das ist eine ganz besondere Ermächtigung, die nur wenige Menschen besitzen.«
»Ja, ich erinnere mich. Du hast mir erzählt, dass du auch als Yogalehrerin tätig warst. Aber, dass man dazu eingeweiht sein muss, das wusste ich nicht. Ich hielt Yoga immer für eine besondere Sportart.«
»Ja, da die Yogaübungen so gut für den Körper sind, verselbstständigten sie sich in Europa ein bisschen als Sport. Aber Yoga bedeutet letztlich das Eins werden mit Gott. Dazu gehören auch Meditation und eine Einweihung.«
»Aber, was hat der Auftrag deines Meisters mit dem Geistigen Heilen zu tun?«
Neti wiegt den Kopf leicht hin und her, als wolle sie für den nächsten Satz Schwung holen: »Wie ich schon sagte, ist es eine spezielle Ermächtigung, die nur wenige erhalten: Ein ganz besonderer Auftrag. Und nun bekam eben dieser Auftrag wieder eine besondere, andere Bedeutung. Ich probierte es an meiner Mutter und meiner Tochter. Diese beiden waren die ersten, die ich einweihte und denen ich die Kräfte weitergab. Meine Mutter versuchte daraufhin ihre neu erworbenen Heilkräfte während eines Kuraufenthaltes. Dort befreite sie dann auch gleich einen Patienten durch Handauflegen von seinen starken Rückenschmerzen.« Neti lacht und fügt hinzu: »Tja und dann standen die Leute bei ihr Schlange.«

»Also, die Weitergabe deiner Kräfte hat bei ihnen funktioniert«, fasse ich zusammen.
»Ja, und von da an unterstützte mich meine Mutter bei der täglich steigenden Anzahl von Esperenten. Das ist doch toll, nicht wahr? Stell dir nur vor, sie ist ja jetzt über achtzig.«
»Und Anya hat auch mitgearbeitet?«
»Nein, meine Tochter wollte damals ihre Kräfte erstmal noch nicht anwenden. Sie befürchtete, dass sich ihre Mitschüler über sie lustig machen. Allerdings probierte sie es einmal an ihrer Oma aus, als diese Schmerzen in ihrem Bein hatte. Und siehe da: Die Schmerzen verschwanden.«
Nachdenklich lehne ich mich im Sessel zurück. Nun verfüge ich also auch über die erste Einweihung und doch kann ich nicht so recht daran glauben, dass auch ich einmal in der Lage sein werde, wirklich zu heilen. Ich schaue Neti an und stelle ihr noch einmal die Frage, die mich das ganze Wochenende bewegt: »Meinst du wirklich, dass auch ich Heilen lernen kann?«

Neti setzt sich zu mir auf das Sofa mir gegenüber.
»Annette, warum solltest du das Heilen nicht lernen können? Warum solltest gerade du diese Begabung nicht haben, wo sie doch schon in der Natur des Menschen vorhanden ist? Weißt du, die Mehrheit der Menschen hält sich für unfähig. Sie trauen ihren eigenen Potenzialen nicht. Ich denke, seinen eigenen Fähigkeiten nicht zu trauen oder sie gar nicht wahrzunehmen, hat auch viel mit den gängigen Erziehungsmustern zu tun. Es beginnt ja schon damit, dass man im Kindesalter ständig zu hören bekommt ›Tu dies, tu das, das kannst du nicht, das darfst du nicht...‹. Wahrnehmungen von Kindern, welche Erwachsenen nicht geheuer sind, werden belächelt. Gelobt werden ausschließlich Leistungen, die in das gesellschaftliche Raster passen. Es geht doch in Wahrheit alles in allem nur darum, Menschen in eine bestimmte Norm zu pressen. Und diese Norm ist auf Wettstreit, Konkurrenz und Konsum ausgerichtet. Lob für Kinder gibt es halt immer nur dann, wenn diese dem besagten Anspruch entsprechen. Und das Traurige ist: All dies hört auch im Erwachsenenalter nicht auf. Dabei ist doch jeder einzelne Mensch auf seine eigene Art großartig. Schlimm ist nur, dass er das nicht weiß.«

»Soll er ja auch nicht«, entgegne ich spontan.
»Genau. Deshalb werden Leitbilder und gesellschaftliche Ideale geschaffen. Es ist doch kein Wunder, dass so viele sich klein und unfähig fühlen und sich innerhalb des Konkurrenzdenkens definieren. Da bleibt kein Raum für das, was die Menschen wirklich vermögen.«
Ich stimme Neti zu und ergänze: »Und für das, was sie wirklich wollen, schon gar nicht. Diese Frage ist für viele gar nicht relevant. Es geht immer um Anpassung. Ich gehe während meiner Beratungen immer davon aus, dass jeder Mensch mit allen Talenten ausgestattet ist, die zu einem bestimmten Zeitpunkt mehr oder weniger ausgeprägt in Erscheinung treten. Viele Talente wurden einfach nie genutzt und sind deshalb tief vergraben. Wir trauen uns dementsprechend einfach nicht, an unsere Träume zu glauben und schon gar nicht an deren Verwirklichung zu arbeiten. Durch verschiedene Impulse, die ich meinen Klienten gebe, kommen diese auf Gedanken oder Ideen, die sie zuvor nicht hatten. Wie oft erlebe ich, dass sich Klienten nach einer Beratung neuen beruflichen Feldern öffnen. Sie haben den Mut, das zu tun, was ihnen Freude macht und werden deshalb auch erfolgreich.« Ich mache eine kurze Pause und füge abschließend hinzu: »Doch dies hier – Geistiges Heilen – das hat in meinen Augen eine ganz andere Dimension.«
Neti widerspricht mir nicht: »Ja, sicher, wir arbeiten hier mit einer anderen Dimension. Das stimmt. Aber glaubst du, dass du, nur weil du nicht sofort Einblick in diese Dimension hast und dir nicht alles gleich gelingt, nicht dazu in der Lage bist? Du selbst bringst doch andere dazu, Dinge zu tun, die sie für unmöglich hielten. Für sie ist das doch auch erst einmal eine andere Dimension. Du sagst selbst, dass du davon ausgehst, dass jeder Mensch alle oder viele Talente hat. Jeder Mensch ist also auf seine Art vollständig. Dann bist du es doch wohl auch!«
Ich denke ein wenig nach und nicke. Neti fährt unterdessen fort: »Wir sind uns also in einem entscheidendem Punkt einig: Es ist die Kraft der Gedanken, die Veränderung bringt, scheinbar unlösbare Probleme löst und undurchdringliche Widerstände verschwinden lässt.«

Ich betrachte Neti und denke mir, dass sicherlich auch eine große Portion Mut dazugehört, Hilfe suchenden Menschen geistige Heilungsfähigkeiten anzubieten. Aus meinen bis dahin durchgeführten Recherchen geht hervor, dass Geistiges Heilen in unserem Land noch bis vor wenigen Jahren offiziell verboten war. Allerdings weiß ich auch, dass sogar Leonid Breschnjew, das einstige Staatsoberhaupt der Sowjetunion, über eine persönliche Heilerin verfügte. Und damit war und ist er in der Liga der weltweit Großen und Einflussreichen nicht alleine, auch wenn darüber in den gängigen Medien nicht berichtet wird. Von gesellschaftlicher Anerkennung dieser Profession sind wir also weit entfernt. Eher wird Geistheilung in die Ecke der Spinnerei und Scharlatanerie geschoben. Und zugegebenermaßen mache ich das ja auch von Zeit zu Zeit.

Neti erzählt mir inzwischen, dass sie durch die Heilarbeit zu einer Kraft fand, die schließlich allen Menschen innewohnt.
»Diese Kraft fließt durch die Heilung zu anderen Menschen und erinnert sie an ihr eigentliches Potenzial. Wer einmal erlebt, dass eine schwere Krankheit unter heilenden Händen einfach verschwindet, empfindet sich nicht mehr als Opfer, sondern als Herr seiner selbst. Die Geistige Heilung öffnet die Türen zu Freiheit und Unabhängigkeit.«
»Ja«, erwidere ich, »Selbstbestimmung und Freiheit der Menschen ist in unserer Gesellschaft nicht erwünscht. Das beobachte ich auch so. Ich kann mir gut vorstellen, dass dieser Aspekt einer der Gründe für die extrem kritische Haltung gegenüber der Heilung durch die Kraft des Geistes ist.«
Ich verliere mich für kurze Zeit in meinen Gedanken. Hinzu kommt meiner Meinung nach sicherlich auch der Wirtschaftsfaktor Schulmedizin und die Lobby der Pharmaindustrie. Ich selbst wurde über die Jahre der Schulmedizin gegenüber immer skeptischer. Andererseits griff ich dann doch wieder auf sie zurück, insbesondere, wenn es um meine Töchter ging. Ich muss in diesem Moment auch an einen Fall denken, von dem Neti berichtete. Ihr gelang es, einen Mann nach mehreren Heilsitzungen von einem Tumor zu befreien – nachweislich. Nach dieser amazinGRACE Behandlung gab es eine gründliche schulmedizinische Untersuchung, die bestätigte, dass der Tumor verschwunden war. Und dennoch überredeten die Ärzte ihren Patienten zu einer weiteren Chemotherapie, weil sie davon überzeugt waren,

dass ein Tumor nicht so einfach verschwinden könne. An dieser Stelle wünschte sie sich eine Zusammenarbeit mit der Schulmedizin, sagt Neti, und eben diese strebe sie auch nach wie vor an.

Annette Müller:

Im Grunde, so nehme ich einfach einmal an, will jemand Arzt werden, um anderen Menschen zu helfen – auch wenn der Verdienst, das Ansehen und die gesellschaftliche Stellung eine dahingehende Entscheidung sicherlich unterstützen.

Viele unserer Esperenten, aber auch Patienten, die sich an Heilpraktiker wenden, haben die Nase von der Schulmedizin allerdings gestrichen voll. Natürlich benutzt ein guter Arzt auch seinen Geist zur Heilung seiner Patienten: Das hoffe ich zumindest, denn ich würde weder zu einem Arzt, noch zu einem Automechaniker gehen, der hirnlos Dinge tut – ohne darüber nachzudenken, was notwendig ist. Was aber heute oft geschildert wird ist, dass ein Patient mit Beschwerden zu einem Arzt geht und dieser dem Beschwerdebild entsprechend eine chemische Pille verschreibt, die dann in der Lage ist, eben dieses zu beseitigen. Das Dumme ist nur: Das Symptom ist nur unterdrückt und die Ursache damit nicht verschwunden.

Ein Mann kommt zum Arzt und sagt: »Herr Doktor, es geht mir furchtbar schlecht. Ich bin verzweifelt! Jede Nacht mache ich ins Bett.« Der Doktor antwortet: »Kein Problem, nehmen Sie diese Pillen und kommen Sie nächste Woche wieder in meine Sprechstunde.« Als ihn der Arzt beim nächsten Mal fragt, wie es ihm nun geht, antwortet er: »Gut! Meine Verzweiflung ist weg. Ich mache zwar noch immer ins Bett, aber es stört mich nicht mehr.« Das ist zwar ein uralter Witz, doch heute, im Zeitalter der Psychopharmaka, ist er aktueller denn je.

Ein verantwortungsbewusster Arzt strengt seinen Geist an, um herauszufinden, was die Ursache für die Beschwerden ist. Auch er muss also für eine erfolgreiche Therapie seinen Geist benutzen. Das Problem, das ich hierbei sehe, ist, dass das Selbstverständnis der Menschen auf ihren logischen Verstand begrenzt ist. Fast jeder identifiziert sich mit dem Inhalt seiner Gedanken und Gefühle. Er identifiziert sich nicht mit: »ICH habe Gedanken und Gefühle.«, sondern glaubt, dass er das ist, was er fühlt und denkt. Er erkennt sich nicht als der Verursacher seiner Gedanken und Gefühle, stattdessen ist er überzeugt davon, das Ergebnis des von ihm Geschaffenen zu sein.

Das ist ungefähr so absurd, wie ein Spiegelbild, das glaubt, es sei die Person selbst. Und doch sind wir alle wie diese Spiegelbilder. Wir sind uns sicher, dass unsere Welt unmöglich über den Rahmen des Spiegels hinausgehen kann und dass es nicht mehr gibt, als das, was sich im Spiegel spiegelt. Wenn man aber erst einmal sich selbst auf der anderen Seite – als Ursache für das Spiegelbild – erlebt, kehrt man nie wieder freiwillig in sein eingerahmtes Gefängnis zurück. Während der Einweihungen erleben viele für einen kurzen Moment ihr wahres »Ich«, und das ist es, was so erschüttert und bewegt sowie die bahnbrechende Bewusstseinserweiterung in Gang setzt. Der Spiegel an sich ist nur ein winzig kleiner Ausschnitt aus der Unendlichkeit des Universums.

Viele Schulmediziner suchen Auswege für sich selbst und ihre Patienten. Sie sind frustriert davon, einem System dienen zu müssen, welches sie dazu degradiert, die Handlanger einer Industrie zu sein, die ihre Profite menschenverachtend und krankheitserzeugend verfolgt. Ein Arzt, der in der Lage ist, sich selbst zu reflektieren, stellt seinen Beruf früher oder später in Frage und erkennt, dass seine ursprüngliche Absicht, Menschen aus Krankheit und Leid zu befreien, vom System pervertiert wird. Oft wird er sogar dazu benutzt, Krankheiten zu erzeugen anstatt diese zu heilen.

Wenn schulmedizinisch ausgebildete Menschen ihr grandioses Wissen über Anatomie und das Zusammenspiel körperlicher Abläufe mit der heilenden Kraft ihres Geistes kombinieren, dann wird ein lang ersehnter Menschheitstraum wahr: Ein Leben in Glück, Frieden und Freiheit! Das ist ein hohes Ziel – doch jeder Traum wurde erst dadurch wahr, dass er geträumt wurde.

Nachdem einige Schulmediziner aus Zeitgründen nicht an den amazinGRACE Ausbildungen teilnehmen konnten, entwickelten wir in Zusammenarbeit mit einer Kölner Ärztin ein Format, welches es ihnen ermöglicht, geistige Heilkräfte in einer kompakten Zeitspanne zu erwerben. Ich bin sehr gespannt, zu welchen neuen gemeinsamen Gipfeln uns dies führt.

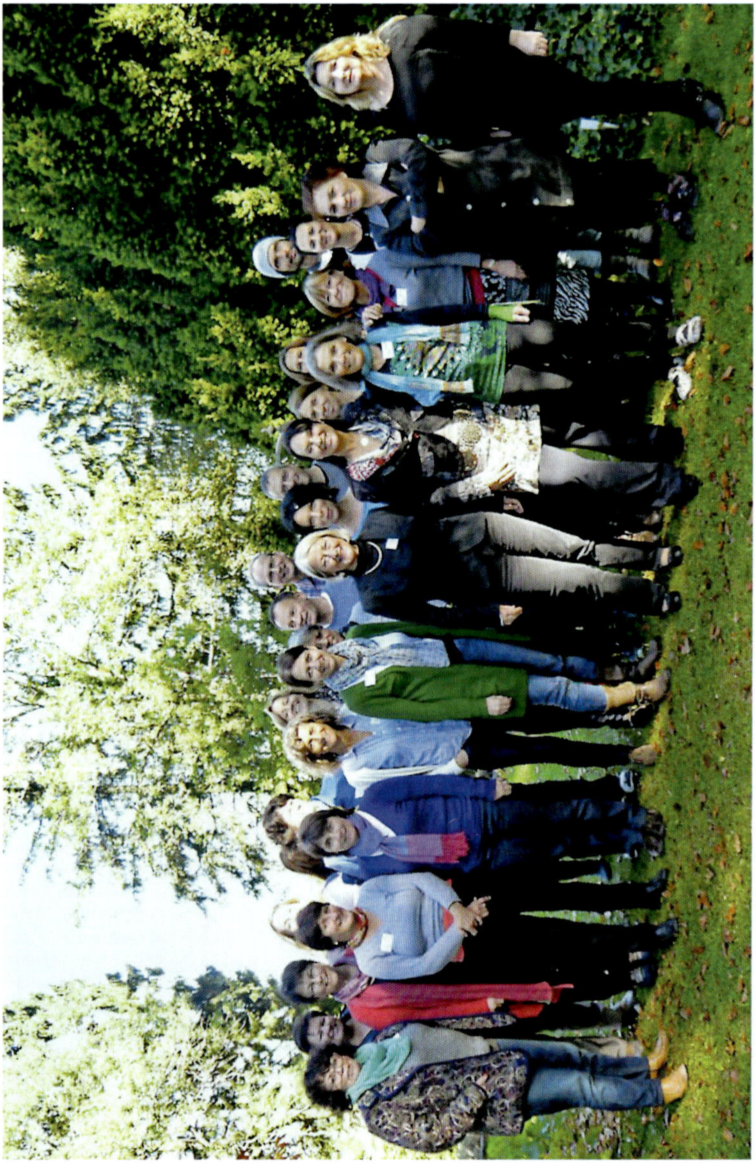

SKYourself-Intensiv-Seminar mit Annette Bokpe und Annette Müller in der ÉCOLE SAN ESPRIT

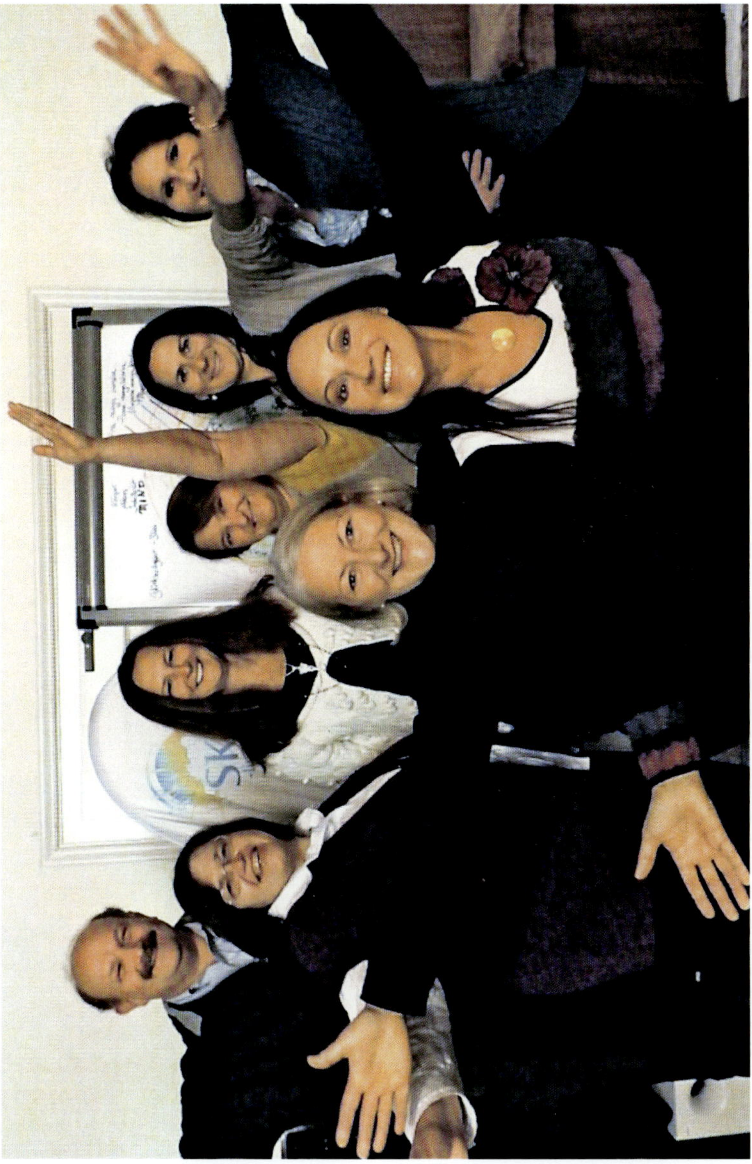

SKYourself Lehrerausbildung in der ÉCOLE SAN ESPRIT

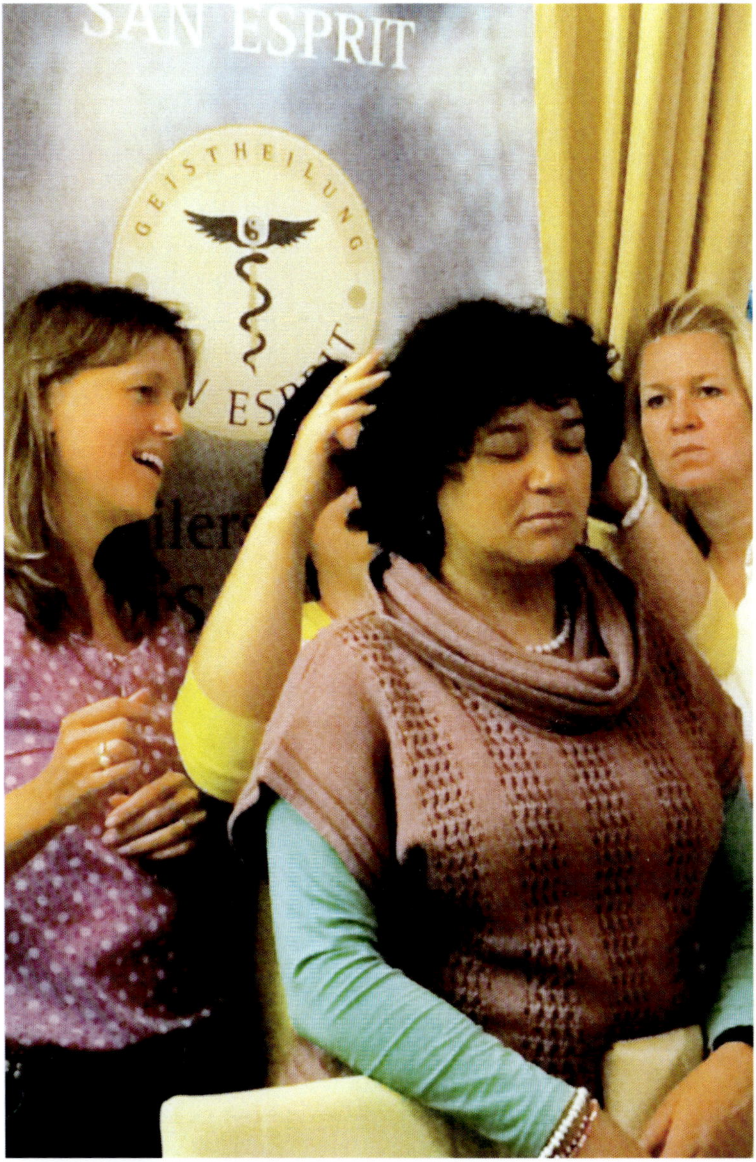

Unterricht in KAR – Karmische Atlas Reposition

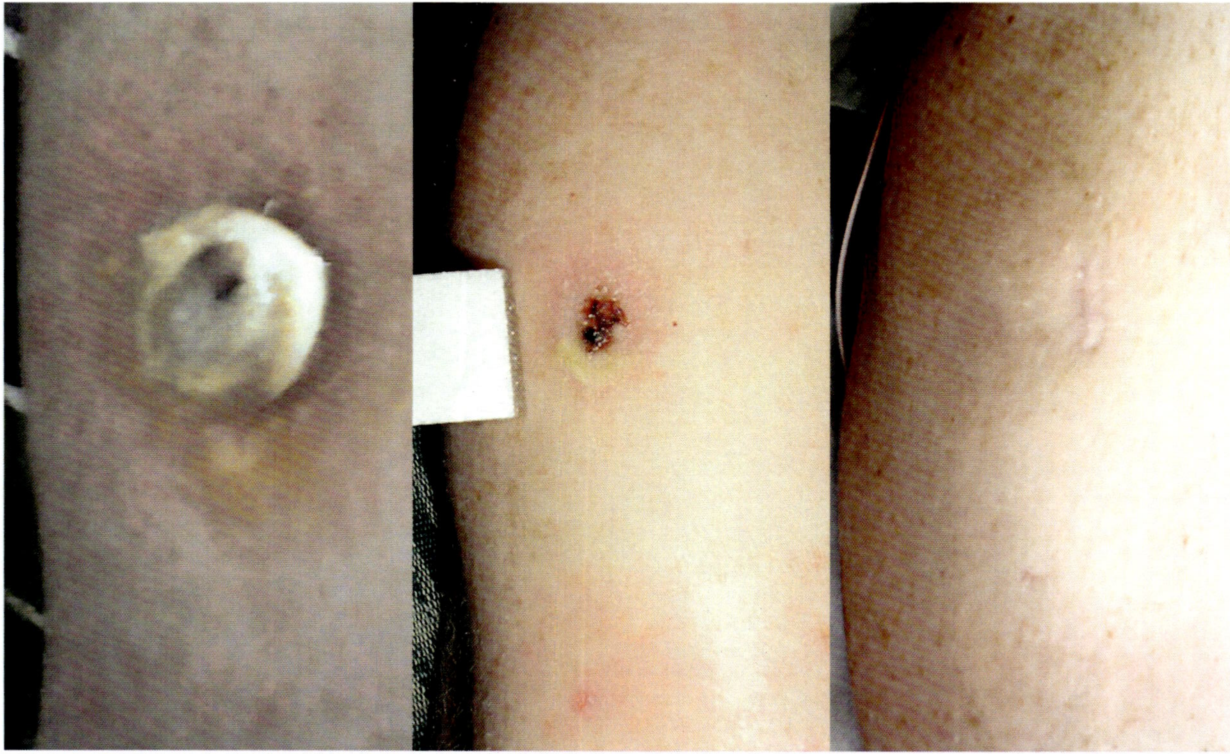

(Hawaii) Hautkrebsgeschwulst (unter einer Creme) ist kurz nach einer amazinGRACE Sitzung abgefallen. Das letzte Foto zeigt die Vernarbung 12 Monate später.

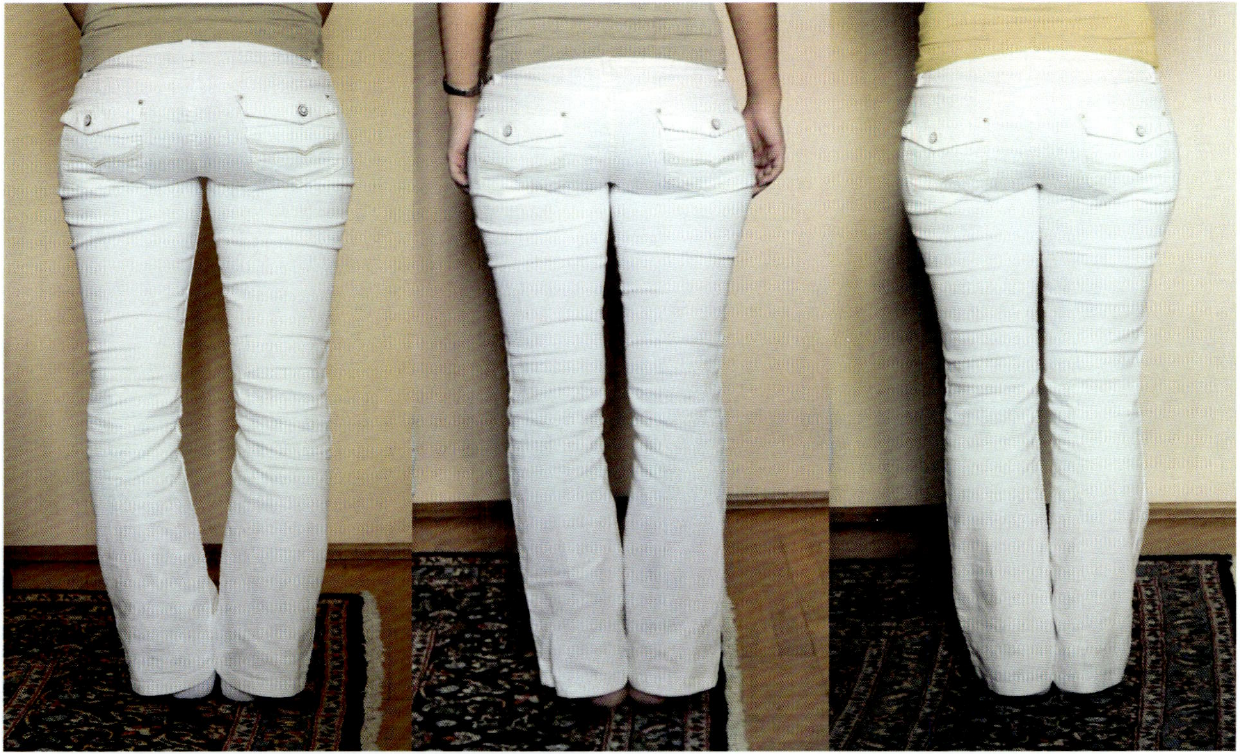

O-Beine werden nach nur 2 Sitzungen gerade. Bild 1 Vorher, Bild 2 nach der ersten Sitzung, Bild 3 nach der 2. Sitzung

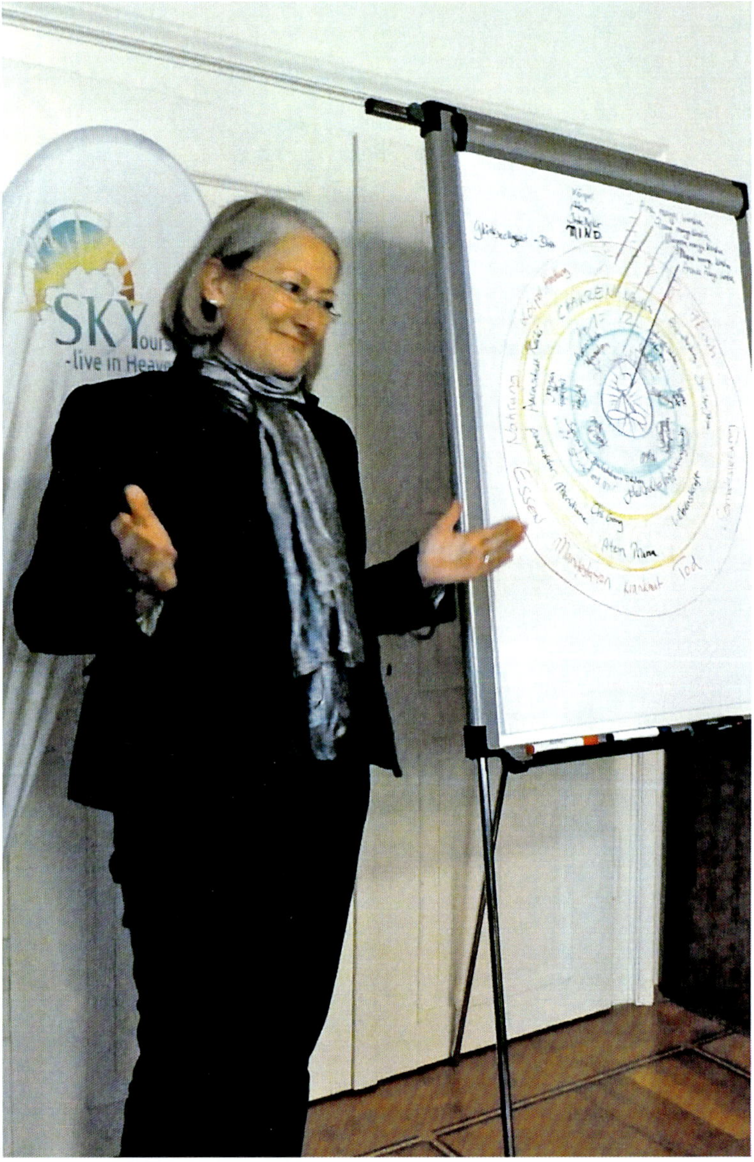

Annette Bokpe unterrichtet an der ÉCOLE SAN ESPRIT

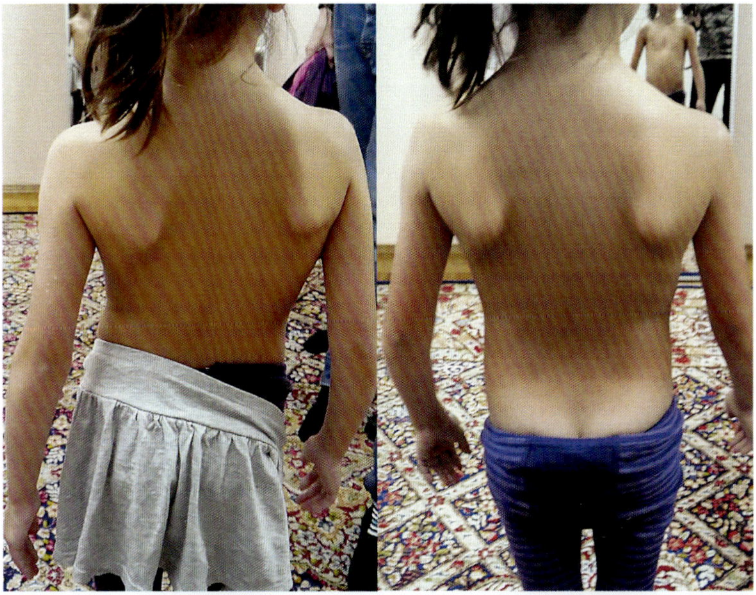

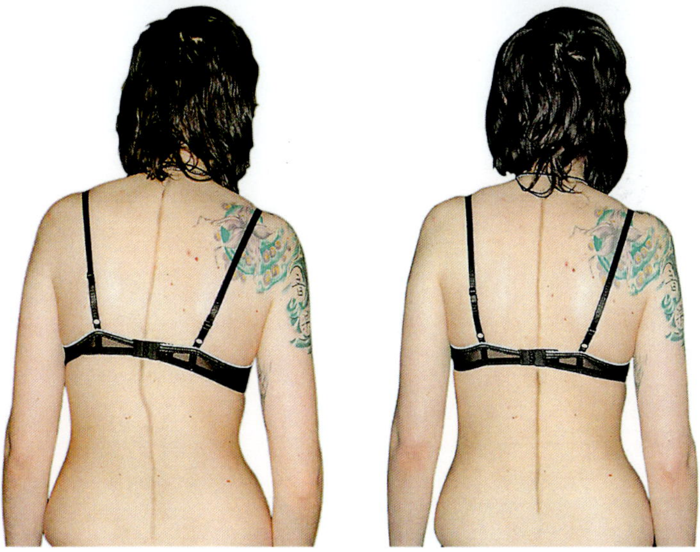

amazinGRACE beseitigt gut sichtbar Skoliosen

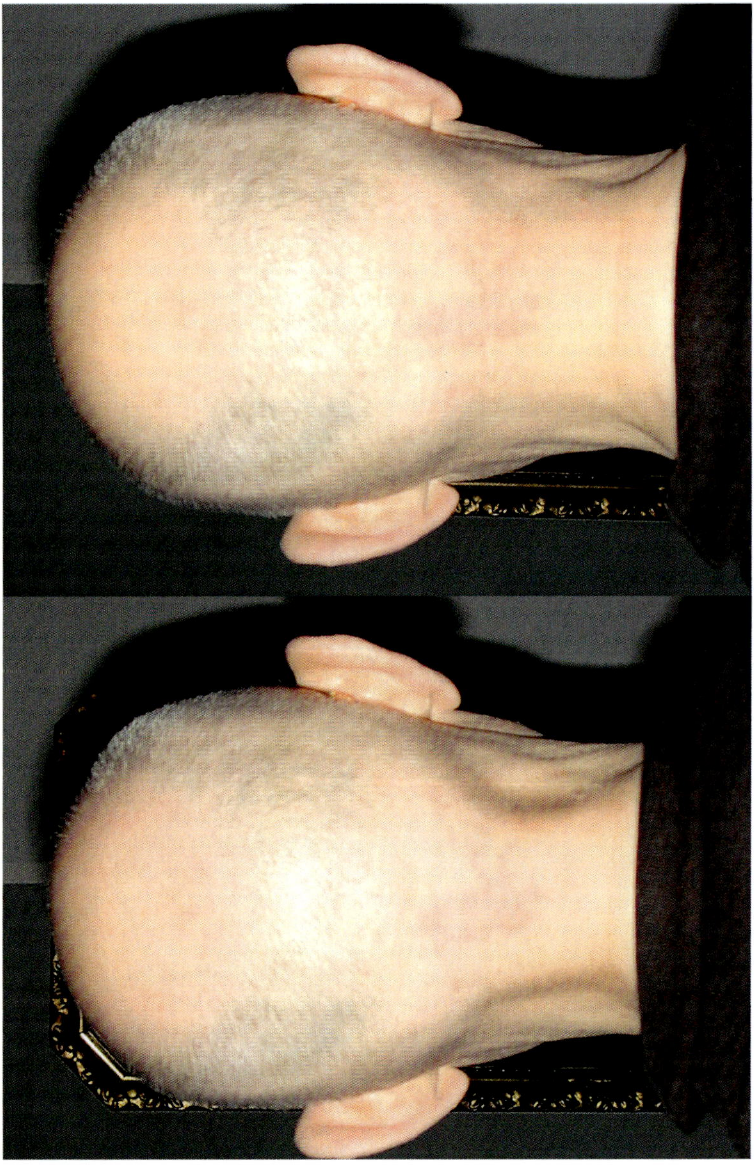

Vor KAR und nach KAR – Der Atlas richtet sich wie von selbst ein.

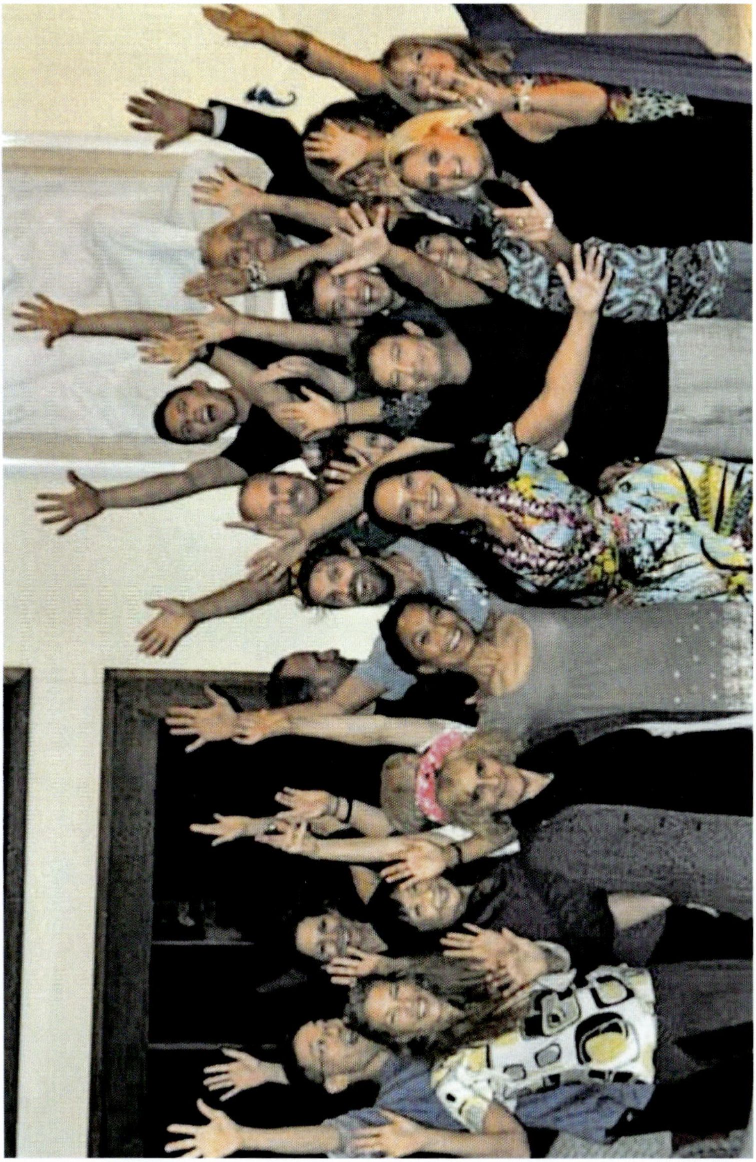

amazinGRACE kommt nach Hawaii

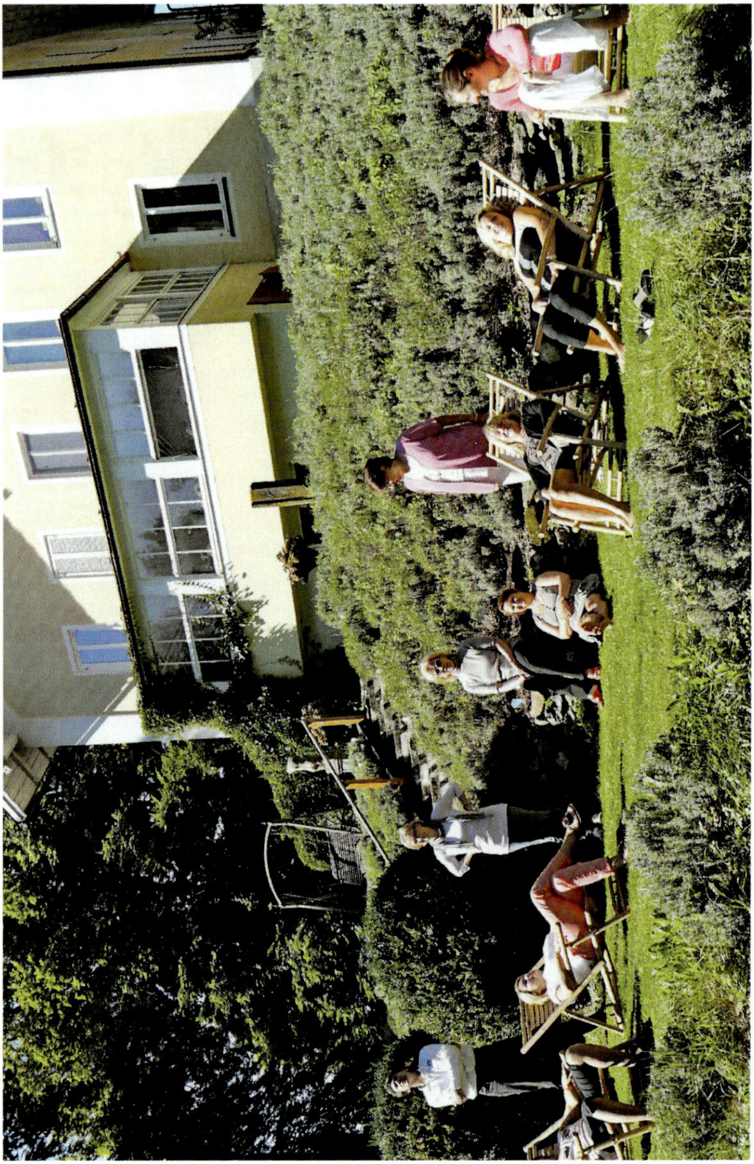

Bei schönem Wetter genießen wir die Ausbildung im Park

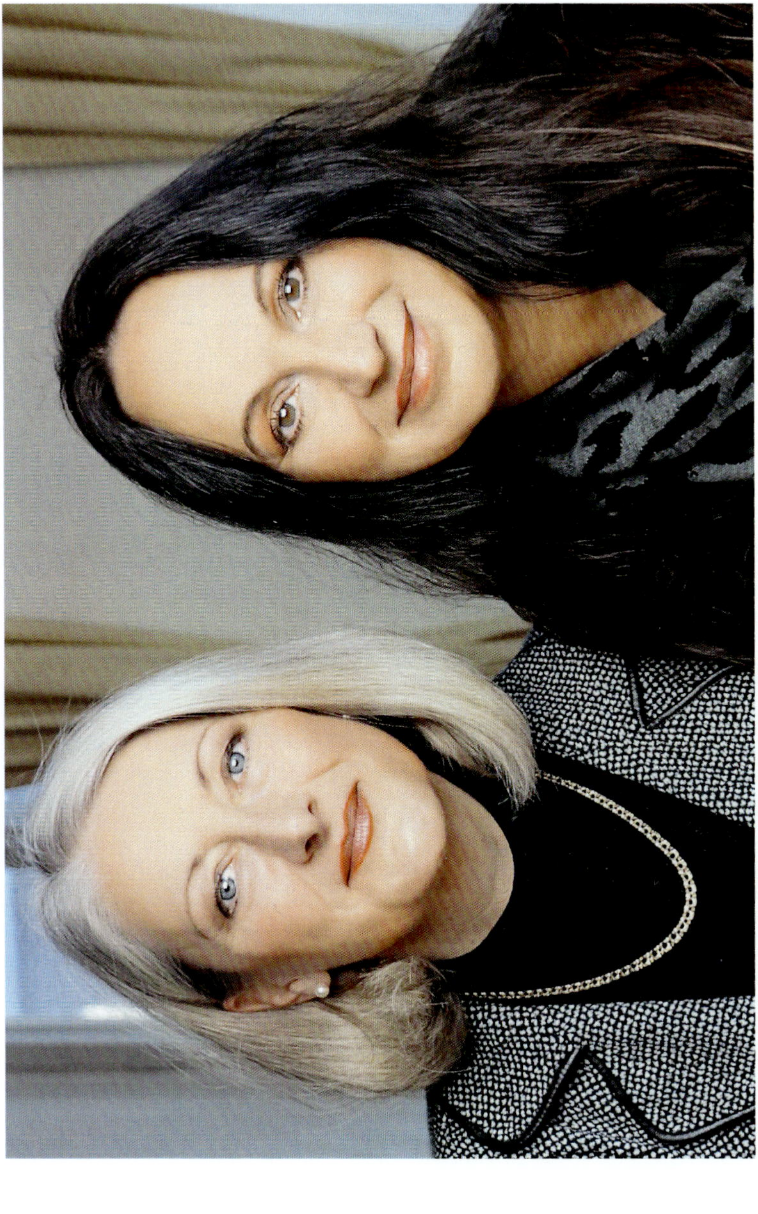

Annette Bokpe und Annette Müller sind die Autoren dieses Buches

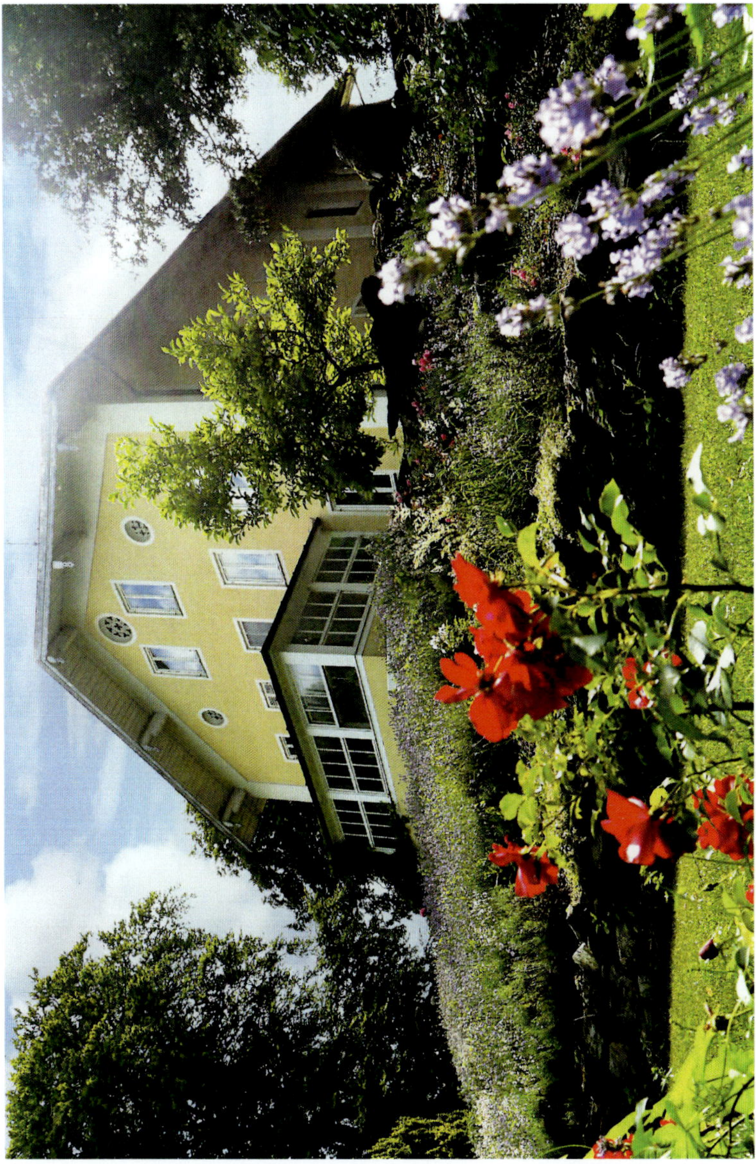

ÉCOLE SAN ESPRIT aus dem Park gesehen

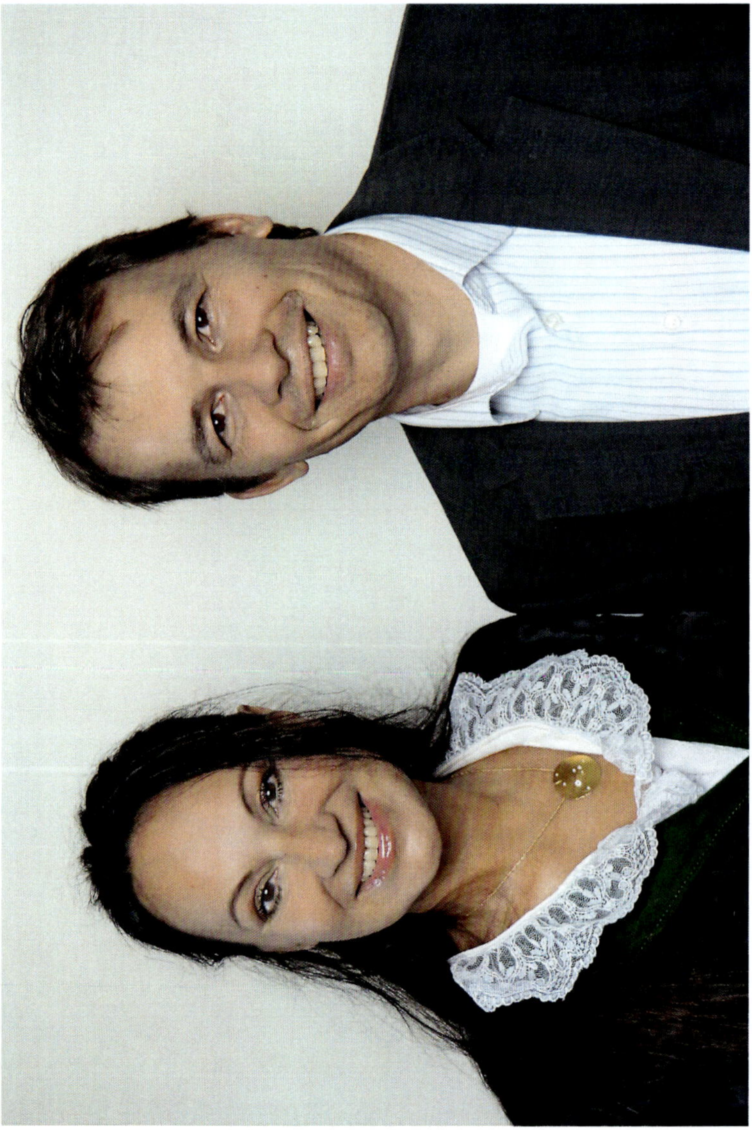

Annette Müller und der Bürgermeister von Obing, Josef Huber.
Der Bürgermeister eröffnet 2014 die Heilertage »DO UT DES«

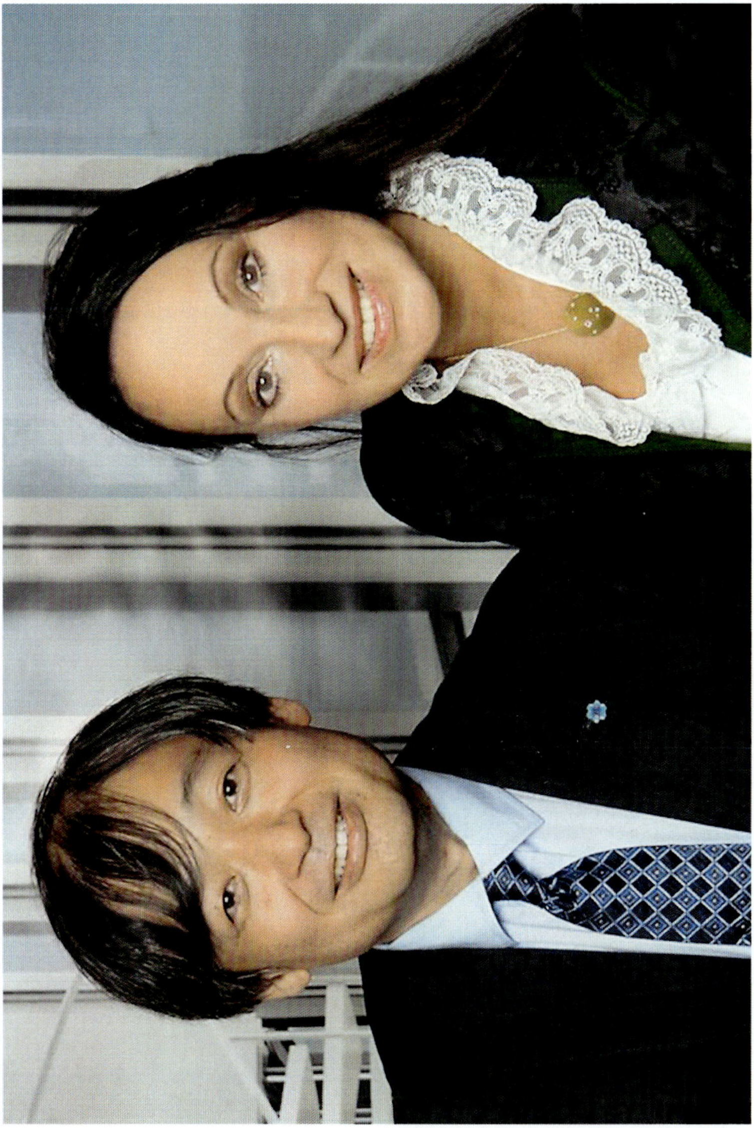

Annette Müller mit Dr. Yasuyuki Nemoto, japanischer Zell- und Molekularwissenschaftler des Labors von Dr. Masaru Emoto

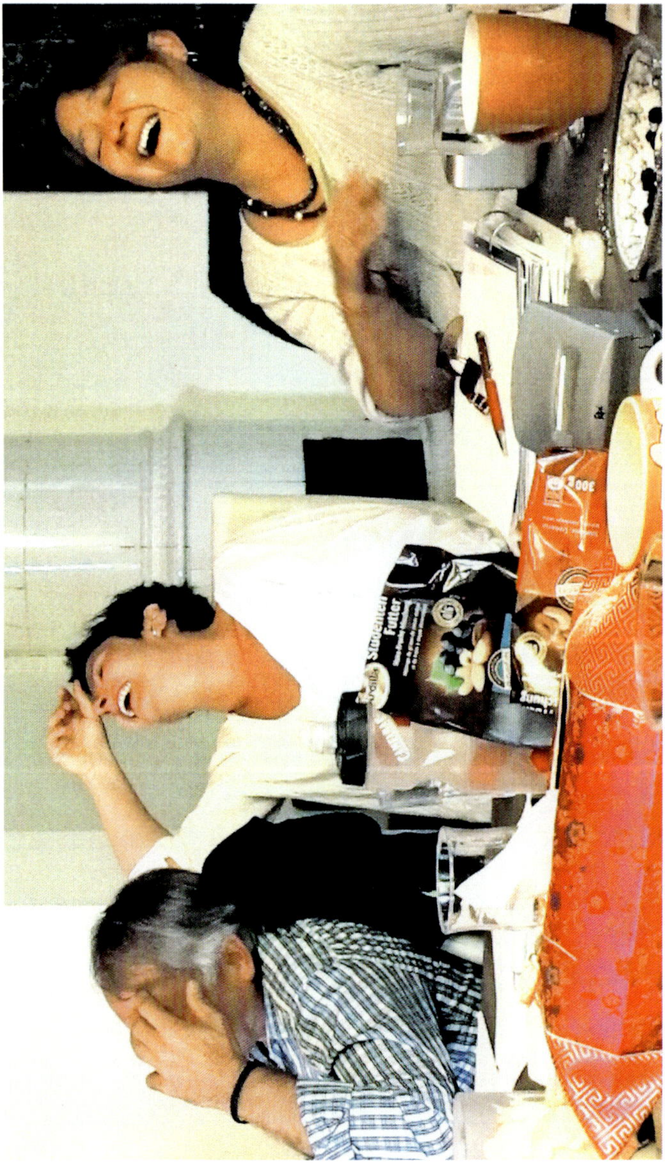

Die Ausbildung kann sehr lustig sein...

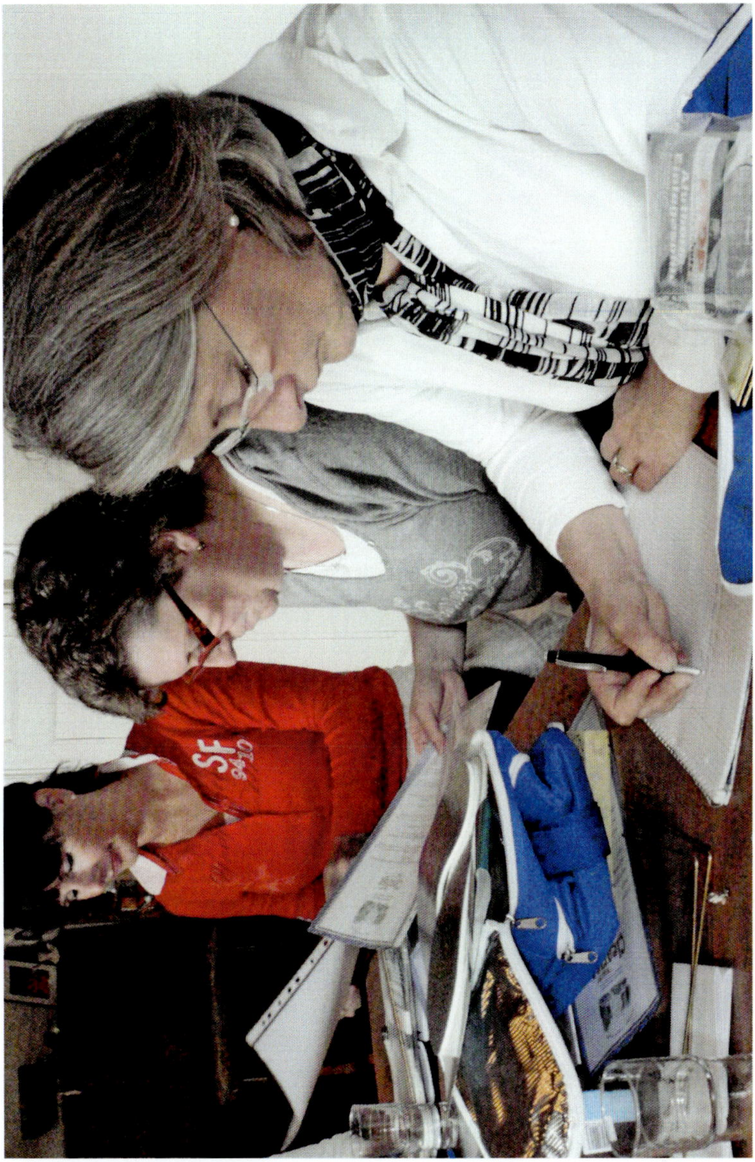

... und auch ernst!

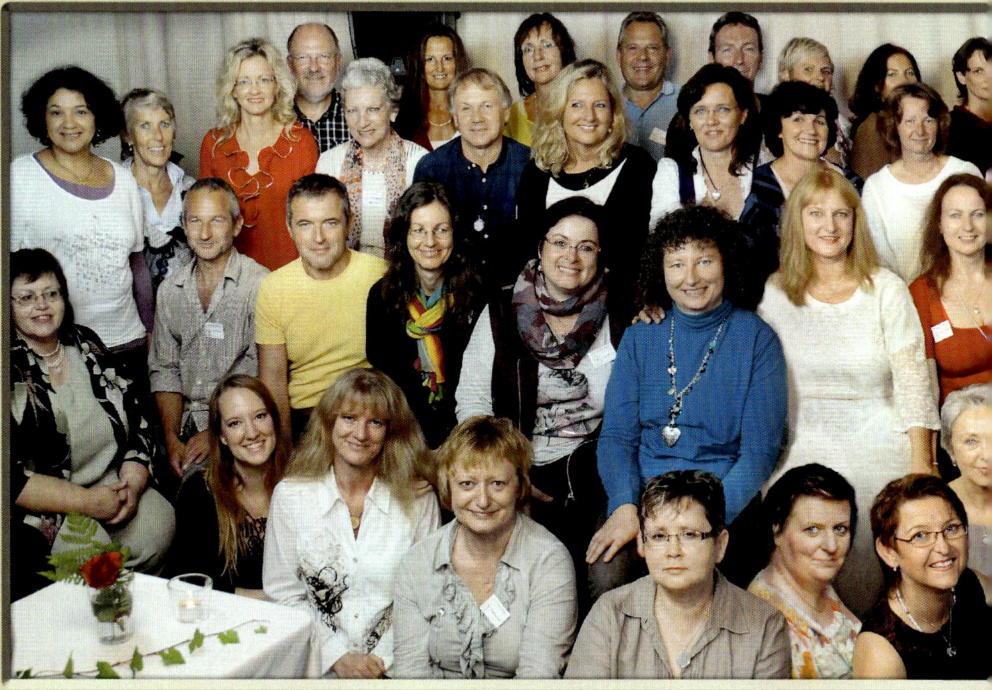

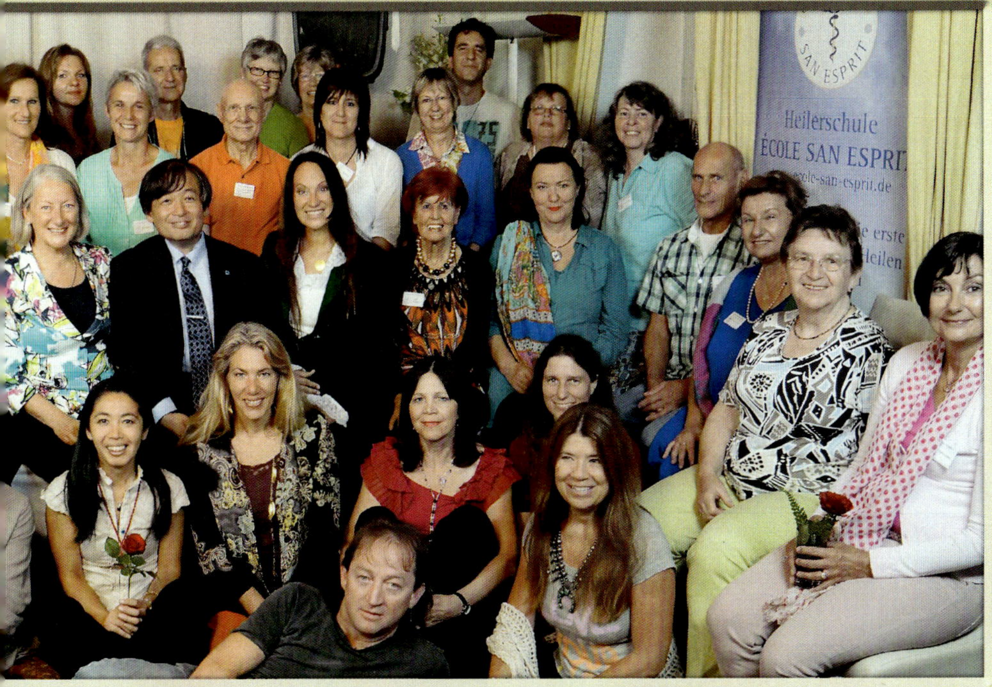

Schüler- und Absolvententreffen 2014

mit internationalen Gästen
Dr. Yasuyuki Nemoto und Akiko Stein aus Japan,
Katie Fisher (Hawaii Health Guide) aus Hawaii und Robin Johnson
(Great Mystery - The Prophets Conference) aus Spanien

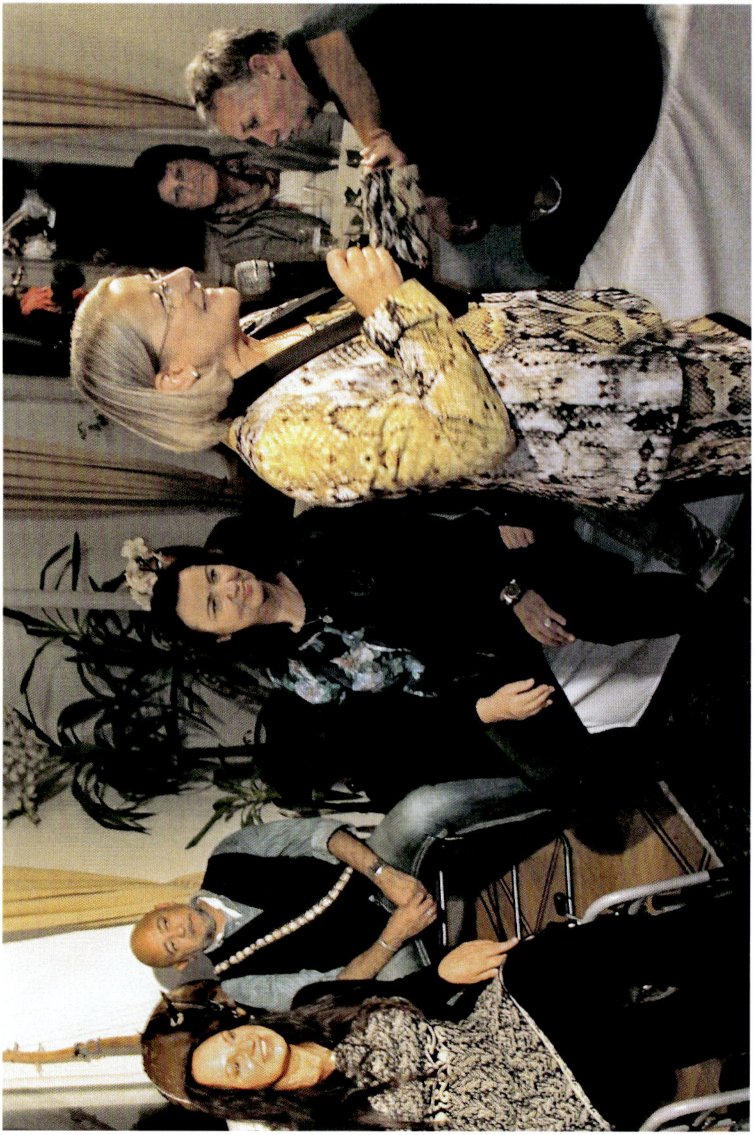

Annette Bokpe moderiert das Schüler- und Absolvententreffen 2013

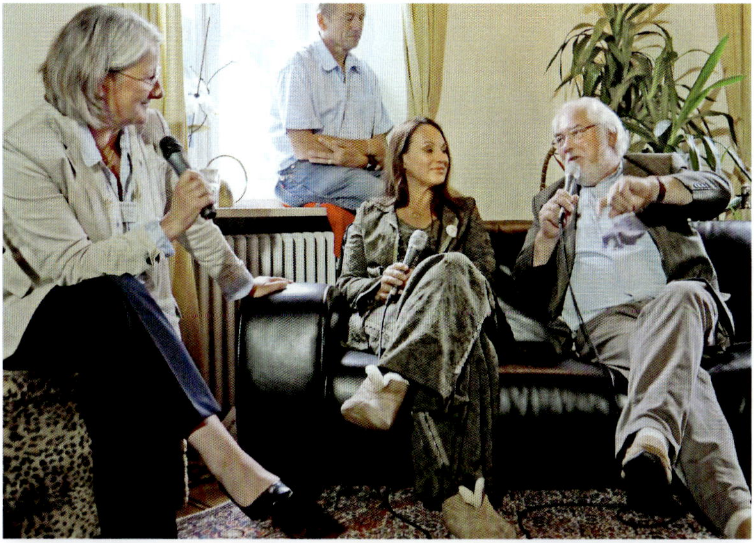

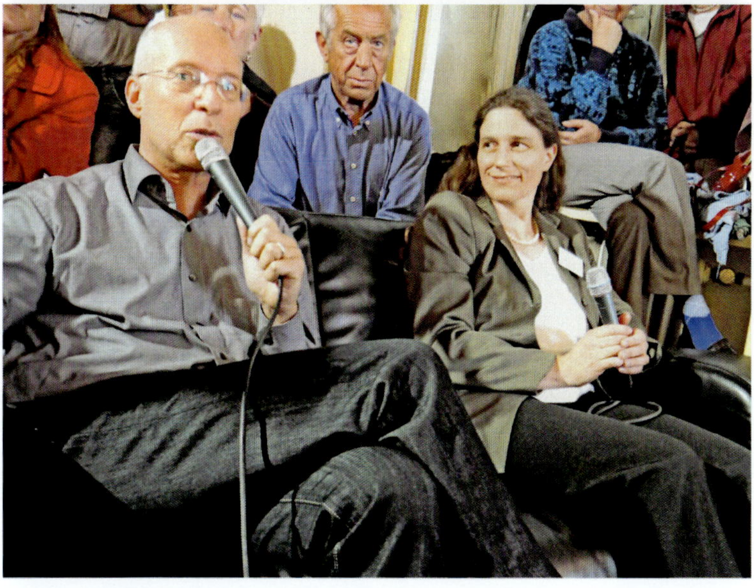

Annette Bokpe moderiert eine Diskussionsrunde mit Annette Müller, Dr. Rolf Froböse, Dr. med. Rüdiger Dahlke und Dr. med. Cordula Schaarschmidt während der Heilertage »DO UT DES«

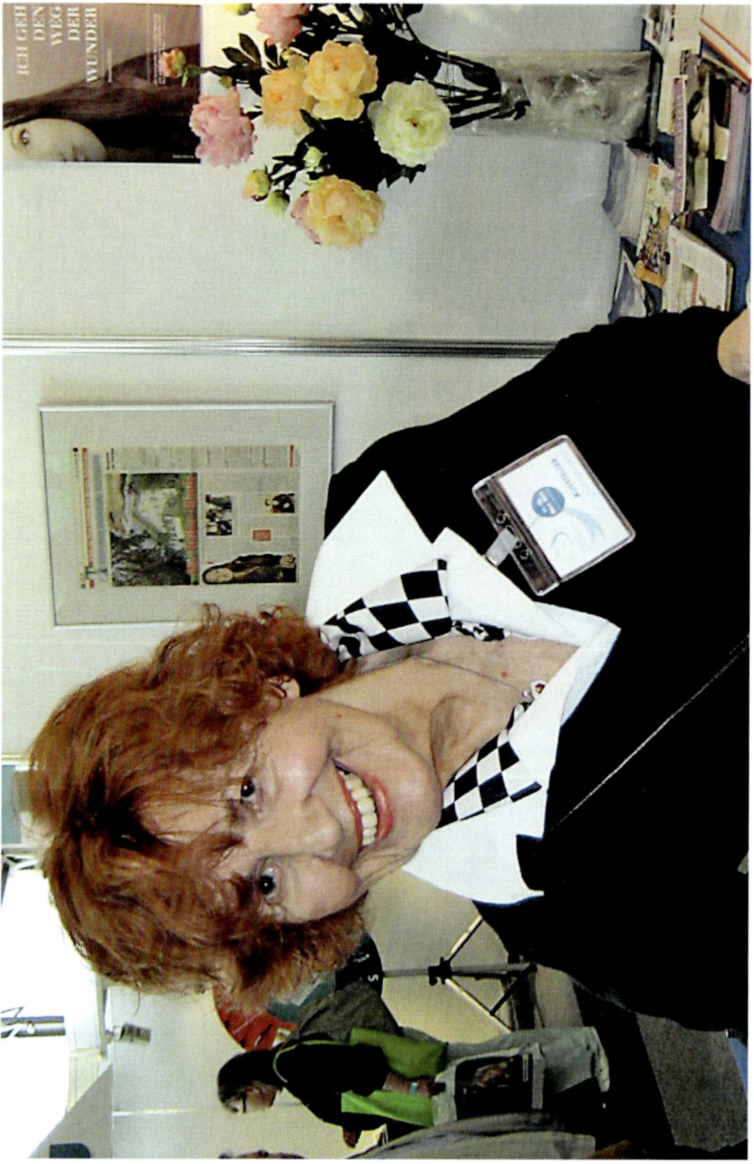

Zita, die Mutter von Annette Müller ist mit weit über 80 Jahren eine große Inspiration für alle

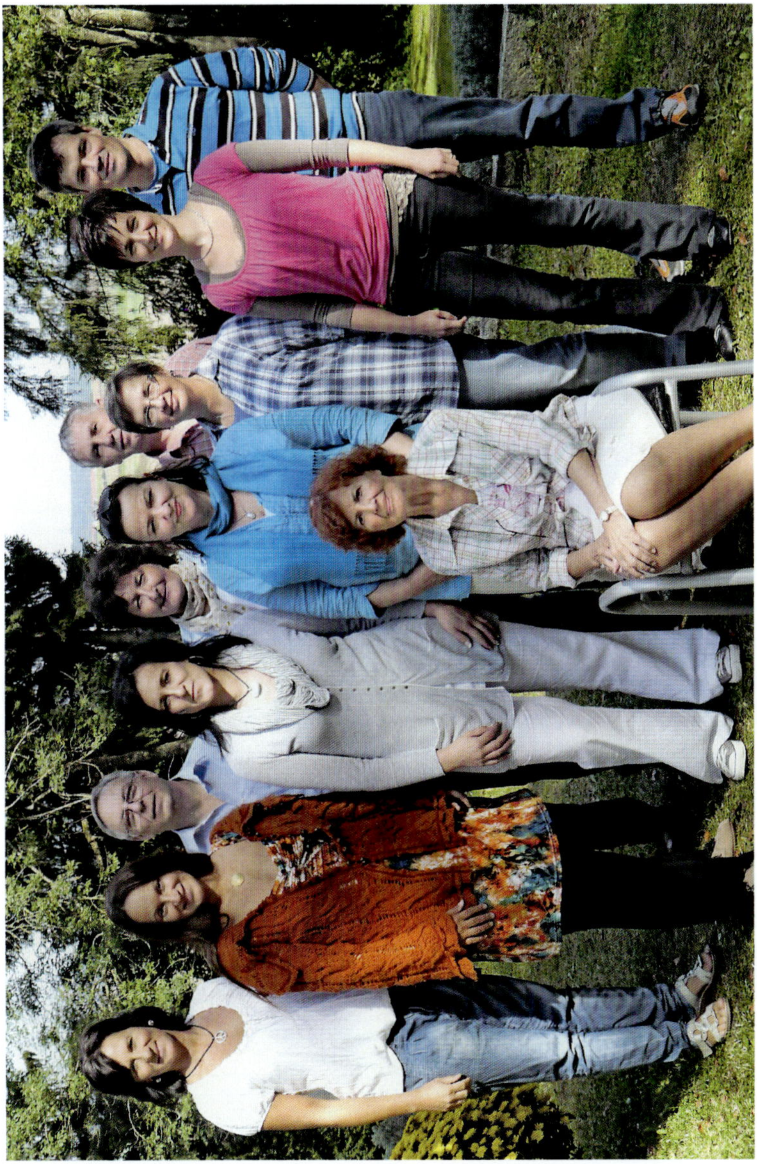

Zita, Annette Müllers Mutter mit einer Gruppe von amazinGRACE Schülern

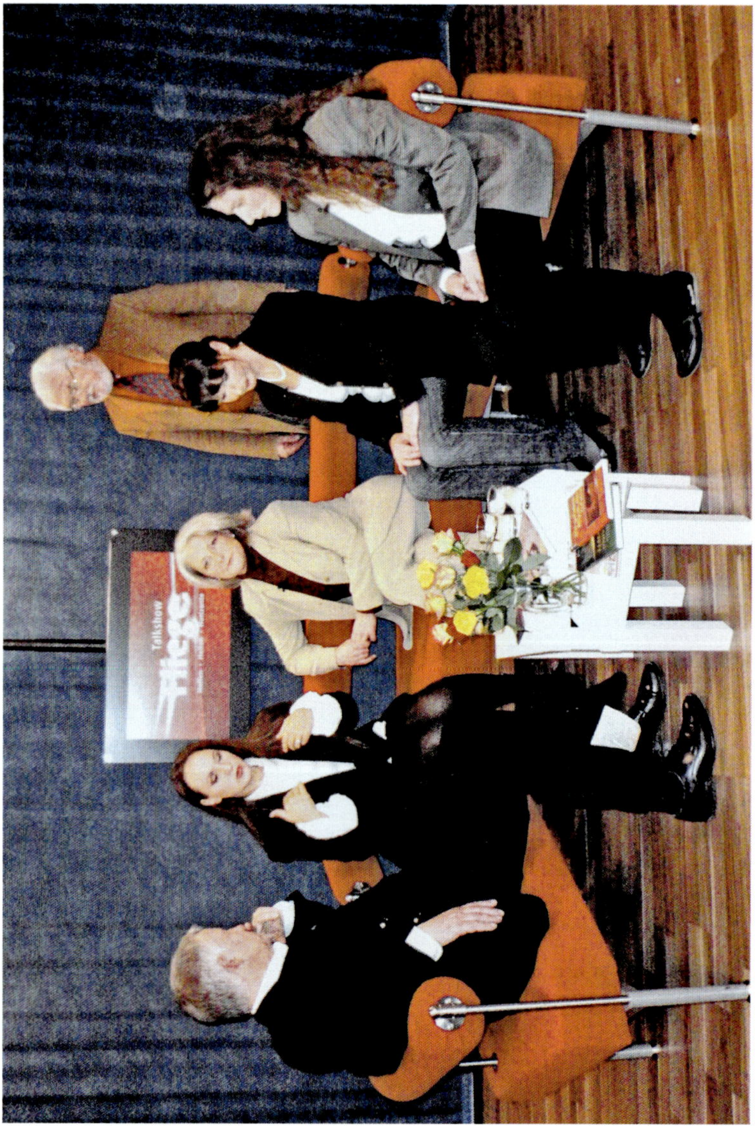

Annette Müller, Annette Bokpe, Christiane Schönebeck, Dr. Cordula Schaarschmidt und Dr. Rolf Froböse während der Fernsehaufzeichnung bei Pfarrer Jürgen Fliege

10. Die Gnade Gottes

»Lass uns über amazinGRACE reden«, bitte ich Neti. »Was genau hat es damit auf sich? Was unterscheidet diese Heilmethode von anderen und wie kamst du überhaupt auf diesen Begriff?«
»Alles fing tatsächlich mit meiner eigenen Heilung an, wie du ja schon weißt. Allerdings zeigte sich im Laufe der Zeit, dass ich nicht nur geheilt wurde, sondern auch, dass ich mich komplett verändert hatte. Die Begegnung mit dem Geistheiler öffnete mir damals die Tür in die Welt dieser speziellen spirituellen Energie«, beginnt Neti mit ihrer Erläuterung. Sie empfand dies seinerzeit schon als große Gnade und befasste sich deshalb auch intensiver damit, konsultierte weitere Heiler und besuchte schließlich selbst Seminare, um diesem Wunder auf den Grund zu kommen und selbst irgendwann in der Lage zu sein, Menschen zu helfen.
»Ich wusste damals einfach, dass dies mein Weg ist. Und diesen beschritt ich konsequent. Ich ließ mich durch nichts davon abhalten. All das, was ich lernte, entwickelte dann mit der Zeit eine eigene Dynamik. Ich kombinierte Methoden und Techniken ganz intuitiv und wann immer ich Menschen die Hände auflegte, spürte ich Reaktionen und sah erstaunliche Ergebnisse. So entwickelte ich meine ganz eigene Heilmethode. Es war mir jedoch bewusst, dass die Kraft, mit der ich heilte, zwar aus mir kam und dennoch nicht von mir stammte. Ich leitete eine Kraft durch mich hindurch, die aus einer anderen Sphäre kam, mit der ich verbunden war. Es ist sehr schwer, das in Worte zu fassen, weil es so unfassbar, so unglaublich und die Ergebnisse so erstaunlich sind. Natürlich machte ich mir Gedanken, was überhaupt während der Heilsitzungen passierte und kam schlussendlich zu dem Schluss, dass es Gnade sein musste, eine in Erstaunen versetzende Gnade, die wirkte. Kennst du den Gospel »Amazing Grace«?

Amazing grace!
how sweet the sound
that saved a wretch like me!

I once was lost, but now
I´m found,
was blind, but now I see.

Natürlich kenne ich dieses wunderbare Lied.
»Genau das ging mir seinerzeit durch den Kopf, als ich über die schier unfassbaren Dinge, die durch die große Gnade geschehen, nachdachte. Es war wie eine Eingebung. Deshalb heißt meine und unsere Art zu heilen amazinGRACE.«
»Mit der Gnade meinst du die Gnade Gottes?«, vergewissere ich mich.
»Ja! Gott ist für mich jene schöpferische Kraft, die alles lenkt und führt und für alle bedingungslos da ist – vergleichbar mit der Sonne, die für alle scheint. Mit Religionen oder Bewertung hat dies nichts zu tun. Für die Hilfesuchenden ist es auch egal, ob sie an Gott glauben oder nicht. Es ist auch egal, ob sie an Geistiges Heilen glauben oder nicht.«

An dieser Stelle bin ich wieder mit meiner eigenen katholisch-sozialistischen Erziehung konfrontiert. Ich bezeichnete mich bereits in dieser Zeit immer offen als Christin, was jedoch auch ein gewisses Maß an Widerstand gegen die in der DDR vorherrschende materialistische Weltanschauung ausdrückte. Ich denke darüber nach, wie tief mein Glaube eigentlich wirklich ist. Als Kind ging ich beichten, betete und besuchte sonntags den Gottesdienst. Dann löste sich mein Glaube zusehend von der institutionellen Religion. Und jetzt habe ich mit Menschen zu tun, die vielleicht von der Unsterblichkeit der Seele überzeugt sind und dies in ihre Heilarbeit einfließen lassen… Ich grüble: Auch ich gab in Wirklichkeit das Beten nie auf. Letztendlich glaube also auch ich daran, dass es eine Seele gibt. Oder besser gesagt, es lebt in mir die Hoffnung, dass dies so ist.

Zur Erläuterung fügt Neti nun noch hinzu: »Die tief schwingende kranke Energie sowie deren körperliche Manifestation gelangt während der Heilsitzung in Resonanz mit der hohen Schwingung von amazinGRACE und dadurch beginnt die körpereigene Intelligenz sofort mit der Selbstheilung. Über die Absicht und den willentlichen

Gedanken des Heilers wird die heilende Energie auf die Seele übertragen. Die grundlegende Architektur des gesamten Wesens, des individuellen Menschen wandelt sich, wodurch sich auch der manifestierte Körper verändert.«

In meinem Kopf rumort es. Wie soll ich jemals Energie in Schwingung bringen? Was heißt eigentlich »Körperliche Manifestation kranker Energie«? Heißt dies, dass Krankheit gar nicht im Körper entsteht, sondern ganz woanders?
Ich erinnere mich daran, wie Neti in den letzten Tagen über Krankheit und Gesundheit sprach. Sie hat eine so ganz andere Sicht auf die Dinge. Sie brachte zum Ausdruck, dass sowohl Krankheit als auch der Gegenpart Gesundheit nur Einbildung – falsches, angelerntes Denken seien. Ich frage sie jetzt wieder danach und sie gibt mir ein einfaches Beispiel: »Genauso wie wir das Radfahren lernen, lernen wir auch das Denken über Krankheit und Gesundheit. Wir lernen, dass es wahre Gesundheit nicht gibt. Das ist die Norm. Wir sehen überall Krankheiten: im Fernsehen, in der Zeitung, bei den Nachbarn, Eltern, Großeltern und so weiter. Genauso wie das Radfahren können wir es nicht wieder verlernen, oder besser gesagt weglernen. Das wäre dann so, als ob du einfach denkst ›Ich bin gesund‹, was einem ›Ich kann nicht mehr Rad fahren‹ entspricht. Tja und wenn du dann aufs Rad steigst, kannst du doch wieder fahren. Die Mechanismen sind gespeichert, ob du willst oder nicht. Wir müssen also das Radfahren entlernen, wenn es um unsere Sicht von Gesundheit und Krankheit geht...«
Irgendwie leuchtet mir das alles ein. Ich weiß, dass das Unterbewusstsein viele Dinge speichert, die wir im alltäglichen Leben und Verhalten nicht mehr bewusst reflektieren können. Diese gespeicherten Dinge haben einen großen Einfluss auf unser Denken, Verhalten und Tun.
»Ja, tatsächlich«, erwidere ich schließlich, »ob Gesundheitssendungen oder die Seiten mit Ratschlägen zur Erhaltung der Gesundheit und, wenn man es genau überlegt, selbst das ausgeklügelte System der Vorsorgeuntersuchungen gehen zunächst von Krankheit aus. Obgleich ich das medizinische Vorsorgesystem für eine große Errungenschaft halte, ist es doch tatsächlich so, dass es gleichzeitig die Angst

vor Krankheit impliziert, ja Krankheit als latent vorhanden voraussetzt.«
Ich erinnere mich an ein sehr gut gemeintes Angebot von einer Ärztin in meinem Freundeskreis. Das ist schon eine Weile her. Während eines Besuchs schlug sie mir vor, mich einmal richtig durchzuchecken. In meinem Alter solle man dies mindestens einmal im Jahr machen, sagte sie. Als ich ihr antwortete, dass ich mich doch sehr wohl fühle und es sicher nichts an meiner Gesundheit zu bemängeln gäbe, antwortete sie: »Wenn ich dich ordentlich untersuche, finde ich bestimmt etwas.« Auch meine Eltern fallen mir bei diesem Thema ein. Sie schauen sich gerne Gesundheitssendungen im Fernsehen an. Dabei werden sie häufig erst auf Krankheiten aufmerksam, die sie vorher noch gar nicht kannten. All dies sind Informationen, die das Unterbewusstsein aufnimmt und speichert, auch wenn wir meinen, das alles wieder zu vergessen.

Ich denke nach. Und hier in der Ausbildung soll ich also lernen, die Manifestation kranker Energie durch Schwingungserhöhung aufzulösen. Vor mir erhebt sich ein Berg voller Unwissen und Zweifel.
»Also«, fasse ich zur Sicherheit nochmal zusammen, »du meinst also, dass jeder die Gabe zum Geistigen Heilen mitbringt. Man muss einfach nur bereit sein, an diese göttliche Kraft zu glauben und sie geschehen zu lassen?«
»Man muss nicht an diese göttliche Kraft glauben, auch als Heiler nicht. Wenn du einmal erlebst, dass es funktioniert, dann weißt du, dass du es kannst und brauchst nicht mehr daran zu glauben. Selbst wenn du zweifelst, kannst du heilen. Heilen ist eine Fähigkeit wie das Laufen. Wenn du es einmal lernst, dann kannst du es immer.«

Mein Handy klingelt. »Zeit zum Aufstehen!«, sage ich zu Neti. Unglaublich, es ist bereits früher Morgen.
»Ich packe rasch meine Sachen und dann muss ich losfahren. Ich habe zu Mittag einen Beratungstermin in Berlin. Ich darf meinen Flieger nicht verpassen!«, sage ich jetzt etwas hektisch und verlasse rasch das Zimmer. Ich springe die Treppe hinauf und werfe meine Sachen in den Koffer. Als ich mit meinem Gepäck unten ankomme, hat Neti

bereits ihren Mantel an und wir gehen gemeinsam hinaus zum Taxi. Es ist noch dunkel und eisig kalt.

Als ich Frabertsham hinter mir lasse, blicke ich noch einmal zurück auf den kleinen Ort. Er war – zumindest für drei Tage – der Mittelpunkt meiner Welt. Ich denke an die vor mir liegende Woche in Berlin und kann mir so gar nicht vorstellen, wie ich nach allem, was ich erlebte und erfuhr, nahtlos an meinen gewohnten Alltag anknüpfen soll. Die Sonne geht langsam auf und ich genieße noch einmal die an mir vorbeigleitende Landschaft des Chiemgau.
»Ich werde gern wieder zurückkommen«, sage ich leise.
»Ja, es ist wirklich wunderschön hier«, höre ich Neti in meinen Gedanken sagen.

Annette Müller:

Auch auf Hawaii ist es wunderschön. Meine Fortbildungen führten mich regelmäßig dorthin. Ich suchte und suche stets nach Methoden, Kräften und Fertigkeiten, mit denen wir noch effektiver und schneller heilen können. Ich bin der Überzeugung – also ich glaube – dass alles möglich ist, wenn man die dem Menschen innewohnende Kraft vollkommen erweckt. Auf der rein materiellen und naturwissenschaftlichen Ebene ist dies gleichzusetzen mit der Nutzung der brachliegenden Gehirnkapazität, von der wir ja bekannter Weise nur einen Bruchteil einsetzen. Vieles, das uns vor kurzem noch unmöglich erscheint, ist doch möglich. Ein Heilerkollege aus Los Angeles erzählte mir seinerzeit in einem Telefonat, dass er jemanden, der bereits vier Stunden tot war, wiedererweckt hatte. Und wissen Sie was? Ich glaube ihm. So, wie ich davon überzeugt bin, dass wir in Zukunft auch Menschen, wie den ALS Patienten aus Texas, vollkommen heilen können. Denn wir befinden uns gerade einmal am Anfang.

Auf Hawaii wollte ich also immer Neues lernen. Das tat ich auch. Und nach einiger Zeit erzielte ich auch dort unglaubliche Heilergebnisse. Diese waren so eindrucksvoll, dass ich seither jeden Winter das große Glück habe, immer wieder zu Heilsitzungen und zur Weitergabe meiner Lehren eingeladen zu werden. Einmal, es ist noch gar nicht so lange her, war mein Aufenthalt dort alles andere als schön. Ich wurde krank. Ich glaubte an eine Lebensmittelvergiftung und landete im Krankenhaus. Dort stellte man aber Gallensteine fest und empfahl mir, meine Galle bzw. Gallenblase herausnehmen zu lassen. Der Eingriff sollte läppische 45.000 Dollar kosten. Da allerdings von überall Fernheilungen für mich gemacht wurden, ging es mir bereits nach eineinhalb Tagen wieder so gut, dass ich mich selbst aus dem Krankenhaus entließ und mich von nun an auf meine Art und Weise um die Gallensteine kümmerte. Die Tatsache, dass ich das Krankenhaus entgegen ärztlichen Rat auf eigene Verantwortung verlassen hatte, machte mich bei meinen Bekannten auf Hawaii erst recht zu einer Heldin. Aber auch einer Heldin geht es einmal schlecht, und das über Wochen. So sagte ich alle meinen Gruppenheilsitzungen, Vorträge, SKY Seminare und amazinGRACE Ausbildungen ab. Da saß ich also… auf einem Balkon mit Meerblick! – ein Luxus, der mir noch nie zuvor vergönnt war, und konnte es nicht einmal genießen. Ich hatte Schmerzen und eine miese Laune. Also da hätte ich auch in Bitterfeld Urlaub machen können, hätte Annette jetzt wohl gesagt. Ich erlebte wieder einmal am eigenen Leib das, was ich immer sage: »Gesundheit ist nicht alles, aber ohne Gesundheit ist alles nichts.«

Selbst Hawaii…

11. Der immerwährende Regenbogen

Berlin. Meine Klientin nimmt auf einem der zwei an dem runden Tisch stehenden Stühle Platz, während ich am gegenüberliegenden Schreibtisch den Computer einschalte. Ich nutzte die kurze Zeit, die der PC zum Hochfahren braucht, um mich mit meiner neuen Kraft zu verbinden. Ich denke, wenn diese Kräfte heilen können, dann können sie ja vielleicht auch in einer Beratung wirksam werden – schaden kann es jedenfalls nicht. Ich setzte mich zu meiner Klientin an den Tisch. Als ich ihr gerade eine erste Frage stellen will, schaut sie mich an und sagt: »Also, Frau Bokpe, irgendetwas ist heute anders an Ihnen. Sie sehen auch sehr erholt aus. Hätten wir uns nicht erst am Donnerstag letzter Woche gesehen, würde ich denken, dass Sie einen längeren Urlaub hinter sich haben.«

»Danke, ich hatte ein sehr angenehmes Wochenende«, sage ich und wir beginnen mit unserem Gespräch.

Dass bei meiner Klientin ausgerechnet in dieser Sitzung der Knoten platzt, kann reiner Zufall sein. Doch irgendwie geht mir an diesem Tag alles besonders gut von der Hand. Auch die anderen Klienten, die ich bis zum Abend noch coache, machen positive Bemerkungen zu meinem Aussehen, meiner Haltung oder meiner Stimmung. Zusätzlich verlaufen alle Beratungen ausgesprochen erfolgreich. Gutgelaunt fahre ich nach Hause.

Während des Abendessens erzähle ich meinen Kindern vom Wochenende im Chiemgau, von der verblüffenden Veränderung meiner Körperstatik und Netis spannenden Geschichten. Ina belächelt das Ganze.

»Wie soll das denn gehen?«, fragt sie und verdreht dabei die Augen.

»Das frage ich mich ja auch schon die ganze Zeit«, antwortete ich.

»Ist doch eigentlich egal«, meint Anna. »Hauptsache ist doch, man wird gesund.« »Naja, dafür muss man aber daran glauben«, erwidert Ina skeptisch.

»Ich habe nicht daran geglaubt und es hat trotzdem funktioniert«, gebe ich zu bedenken.

»Na, dann mach doch diese Ausbildung. Ich studiere jedenfalls Medizin«, sagt Ina und lacht.
»Ja, das ist doch eine gute Kombination. Da muss ich mir ja keine Sorgen mehr machen, wenn ich einmal krank werden sollte«, schließt Anna das Thema ab.

Als ich zum Gute-Nacht-Sagen in ihr Zimmer komme, jammert Ina: »Meine Achillessehnen tun mir schon seit Tagen wieder weh.« Sie hockt auf ihrem Bett und hält ihre Hände an die Fußfesseln. Sie hat diesbezüglich schon lange Probleme.
»Ich kann meine Hände auflegen«, biete ich ihr an.
»Ja, das kannst du machen«, antwortet sie gequält und legt sich hin. Als ich beginne, grinst meine Tochter, lässt es sich aber gerne gefallen.
Nach einer Weile frage ich: »Na, ist es besser?«
»Ja, jetzt tut es tatsächlich nicht mehr so weh«, sagt Ina und gähnt. »Ich glaube, ich schlafe jetzt lieber. Du kannst es ja morgen noch einmal machen.« Mit den Worten »Danke Mama! Gute Nacht und schlaf schön!«, dreht sie sich um und zieht sich die Decke über den Kopf.
Am nächsten Morgen hat Ina keine Schmerzen, aber einige Tage später kommen sie wieder und damit auch meine Zweifel. Trotzdem lege ich immer wieder die Hände auf und schicke Impulse in ihre Sehnen. Irgendwann sind die Schmerzen dann wirklich weg – und das soll bis heute so bleiben. Zum damaligen Zeitpunkt bewerte ich das Verschwinden der Schmerzen aber nicht als Erfolg. Vielleicht kommen sie ja bald wieder, denke ich. Das Ganze ist einfach kein Thema mehr. In unserem ereignisreichen Alltag fällt nur eines von vielen herausfordernden Ereignissen weg.

Als meine Töchter längst im Bett sind, packe ich meinen Koffer aus. Die große Pfingstrose, die ich zur Einweihung von Neti bekam, soll einen angemessenen Platz bekommen. Ich stelle sie in einen Weinkrug aus Ton, den ich vor vielen Jahren aus Georgien mitbrachte. Der Krug ruft in mir Erinnerungen an erlebnisreichen Tage an ein Theaterfestival in Tbilissi zu Anfang der Achtziger Jahre hervor. Das war kurz bevor ich mein Theaterwissenschafts-Studium und damit auch

»Es ist mir im Moment leider nicht möglich zu reisen. Vielleicht mache ich das später. Schade, dass diese Frau nicht in Hannover ist«, antwortet er.
Ich sitze bei ihm und traue mich nicht, meine eigenen Dienste anzubieten. Es geht noch immer über meine Vorstellungskraft hinaus, dass ausgerechnet ich Heilung, Schmerzlinderung oder Änderung von Zuständen bewirken kann. Mein Klient wird schließlich operiert und ich besuche ihn danach noch einmal im Krankenhaus. Alles verlief gut. Er ist zuversichtlich.

Als ich im Zug nach Berlin sitze, erhalte ich eine SMS: »Ich liege im Krankenhaus, Inneres, Zimmer 21. Würde mich freuen, wenn du mich besuchst. Liebe Grüße, Anita«. Einige Tage später mache ich mich auf den Weg zur Klinik und sehe meine Freundin in einem wirklich erbärmlichen Zustand. Diese Powerfrau, die vor einigen Jahren das erste Berliner Kinderhotel gründete und sich für dieses Unternehmen unglaublich engagierte, liegt nun völlig kraftlos und leidend im Bett.

»Kannst du mich nicht mal behandeln mit deiner Geistheilung, von der wir neulich einmal sprachen?«, bittet sie mich mit schwacher Stimme.
»Ja, klar«, sage ich und denke, es wird ihr einfach gut tun, dass ich da bin. Ich lege meine Hände auf und beginne. Schon nach wenigen Minuten reagiert Anita mit Zuckungen im Körper. Ich bekomme einen Schreck.
»Was ist los?«, frage ich
»Ich weiß nicht, irgendwie kommt da etwas durch meinen Körper«, antwortet sie.
»Oh Gott, soll ich lieber aufhören?«
»Nein, da passiert etwas. Mach einfach weiter. Ist ok«, sagt sie.
Ich fahre also fort, spüre selber aber wieder nichts. Ich bin nur erstaunt, dass Anita so heftig reagiert. Als ich die Sitzung beende, sagt Anita: »Das hat richtig gut getan.« Wir unterhalten uns noch eine Weile und als ich sage »Ich geh jetzt los«, steht Anita auf und bringt mich zur Tür. Erst als ich wieder zu Hause bin, überlege ich, dass Anita offenbar durch die kleine Heilsitzung in der Lage war, mich

hinauszubegleiten. Aber, so denke ich weiter, vielleicht hat sie sich ja auch einfach nur zusammengerissen. So kenne ich sie ja: Immer stark und kämpferisch. Ich werte also auch dieses Erlebnis nicht als Erfolg.

Und so bleibt mein Buch der Wunder leer. Ich traue mich nicht, die kleinen Dinge, von denen ich nicht sicher bin, ob tatsächlich ich es war, die sie bewirkte, einzutragen.
Nicht einmal in mein Tagebuch, welches ich regelmäßig führe, schreibe ich die Ergebnisse. Ich blende sie mehr oder weniger aus.

Dafür versetzt mich etwas anderes in Erstaunen: Ich nehme seit einiger Zeit Menschen und Ereignisse ganz anders wahr. Fahre ich zum Beispiel mit dem Zug – was ich ja unentwegt tue, um meine Klienten in ganz Deutschland zu beraten – so weiß ich genau, wer von den Zusteigenden sich neben mich setzen wird. Es trifft immer zu. Wenn ich auch früher ab und an so etwas erlebte, so häuft sich dies jetzt auf fast unheimliche Weise. Auch erscheinen mir Menschen, denen ich begegne, wie offene Bücher. Ich nehme Probleme und sogar Krankheiten wahr. Und wenn es sich ergibt, dass ich mit jemandem zufällig ins Gespräch komme, bestätigt sich das, was ich sah, fühlte oder ahnte. Zunächst meine ich, dass dies mit meiner guten Menschenkenntnis zusammenhängt. Und doch, so sehr ich es auch hinterfrage: Meine Wahrnehmung ist anders als zuvor. Daran besteht kein Zweifel.

Eines Abends sitze ich mit meinen Töchtern beim Abendessen. Wieder einmal kommt unser Gespräch auf das Thema Geistheilung.
»Ich möchte so gerne etwas finden, das mir sagt, dass es eine Grundlage für all das gibt. Am liebsten wäre mir eine handfeste, wissenschaftliche Erklärung«, sage ich nachdenklich. »Dann würde ich es mir auch selbst zutrauen, Menschen, die Hilfe suchen, meine verliehenen Kräfte anzubieten.«
»Warum brauchst du dafür eine wissenschaftliche Erklärung? Hauptsache ist doch, dass es funktioniert«, widerspricht Anna und fragt noch: »Hast du eigentlich schon einmal Leute behandelt?«
»Nein, so richtig nicht. Anita, als ich sie im Krankenhaus besucht habe, aber sie ist noch immer krank. Ich gebe den Leuten, mit denen

ich über amazinGRACE rede, immer die Telefonnummer von Neti. Ich traue mich einfach nicht so richtig.«
»Bei deinen Freunden kannst du doch sagen, dass du es probieren willst. Da kann doch nichts passieren«, muntert mich Anna auf.
»Also, ich weiß nicht. Bevor ich Leuten die Hände auflege, will ich es erst richtig können und alles darüber wissen. Es ist ja sonst auch irgendwie dumm, wenn ich so euphorisch über diese Art von Heilung rede, dann mit jemandem eine Heilsitzung mache und es passiert gar nichts. Ich habe auch schon einige neue Bücher zu diesem Thema. Ich muss nur auch einmal dazu kommen, sie zu lesen.«

Nach dem Essen gehe ich in mein Arbeitszimmer und setze mich an den Computer, um meine E-Mails zu bearbeiten und die monatliche Buchhaltung zu machen. Beim Sortieren meiner Belege fällt mein Blick auf den Teil des Regals, wo meine neu erworbenen Bücher stehen. Ich gehe hin, greife scheinbar wahllos nach einem und schlage irgendeine Seite auf. Mein Blick fällt auf eine Textstelle, bei der es darum geht, alte Vorstellungen umzugestalten und neue Perspektiven anzunehmen. Die Autorin, Brenda Davis, schreibt: »Man hat uns beigebracht, dass alles eine logische Erklärung haben und bewiesen werden muss, soll man daran glauben, dass etwas existiert. Aber ich glaube, es gibt den Regenbogen. Es hat ihn immer gegeben. Es gab ihn, lange bevor wir ihn verstanden. Wir brauchen nicht zu wissen, dass er da ist. Er muss auch nicht immer da sein, damit wir wissen, dass er existiert.« Sie führt des Weiteren aus, dass wir inzwischen wissen, wie sich der Regenbogen bildet. Wir wissen Bescheid über die Farben des Lichtspektrums und somit können wir begreifen, was da am Himmel geschieht und warum es so ist. Abschließend schreibt sie: »Der Regenbogen hat nicht mit seinem Dasein gewartet, bis der Mensch ihn verstand.«

Was für ein wundervolles Beispiel. Ich denke über meine Zweifel nach, die mich stets begleiten. Das Gelesene erscheint mir wie ein Aufruf, meine eigene Perspektive zu ändern.

Annette Müller:

Was ich genau mache und wer oder was diese Kraft, mit der ich arbeite, ganz genau ist, begreife ich in diesem Leben wahrscheinlich nicht mehr und kann diese Fragen dementsprechend auch nicht beantworten. Trotzdem, wie auch der Regenbogen nicht mit seinem Sein wartete, bis wir begriffen wodurch es ihn gibt, so wartet auch die Kraft zu Heilen nicht darauf, dass wir sie verstehen. Heilung passiert und mit jeder Heilung, die durch die Kraft der Gedanken geschieht, verändert sich auf unserer Welt die Geschichte der Menschheit. Jeder, der mit seinem Geist sichtbare und beweisbare Heilergebnisse bewirkt, verursacht im Beobachter einen Perspektivenwechsel.

Wenn ich im Rückblick mein Leben so betrachte, so gelange ich immer mehr zu der Überzeugung, dass sich – ganz egal, wie turbulent die Welt auch aussehen mag –das kollektive Bewusstsein rasant erweitert. Überall wo ich hinkomme, treffe ich Menschen, die für die Themen Bewusstwerdung, Paradigmenwechsel und Gesellschaftsveränderung entweder aufgeschlossen oder sogar aktiv tätig sind. Dies umfasst viele Leute, von denen ich niemals erwartet hätte, dass sie sich mit der Sinnfrage des Lebens auseinandersetzen. Heute werden Aussteiger, die einen todsicheren Job einfach sausen lassen, um zu Fuß die Alpen zu überqueren, mit dem Rad die Welt zu bereisen oder vegane Ernährung zu fördern, für ihren Mut bewundert und nicht mehr für verrückt gehalten. Und immer wieder frage ich mich in diesem Zusammenhang: »Treffen wir wirklich eine bewusste Wahl oder ist diese Wahl nur scheinbar und wir handeln sowieso entsprechend unserer Bestimmung?«

Meine Tochter lebt in Los Angeles. Sie arbeitet als Schauspielerin, wirkt als Heilerin und organisiert meine USA Touren. Während einer ihrer Deutschlandbesuche schaute sie eines Tages auch bei ihrer Oma vorbei. Meine Mutter sammelt mit großer Leidenschaft und voller Stolz alles über meine Tochter und mich. Sie hat einen wahren Fundus an Erinnerungsmaterial. Aus diesem Sammelsurium zog sie damals einen Brief hervor, den ich ihr vor gefühlten 200 Jahren aus dem Ashram in Indien geschrieben hatte. In diesem Brief erzählte ich meiner Mutter unter anderem davon, dass ich mir ein Horoskop erstellen hatte lassen und der Astrologe mir vorhergesagt hatte, dass ich später einmal eine Schule gründen würde. Als mir Anya das berichtete, bin ich baff. Ich konnte mich zwar ganz dunkel daran erinnern, dass ich dort bei einem Astrologen war, doch was er gesagt hatte, das war komplett aus meiner Erinnerung verschwunden.

12. Ein Schatten auf der Schulter

Die Zeit bis zum nächsten Ausbildungsmodul vergeht rasend schnell. Wieder sitze ich im Flugzeug nach München. Ich schaue zum Fenster hinaus. Es wimmelt von winzigen Punkten, die ich häufig beim Fliegen sehe: Im ersten Ausbildungsmodul sprachen wir darüber – Orgon-Teilchen, der für einige Menschen sichtbare Teil von kosmischer oder Lebensenergie. Ich freue mich darüber, dass ich sie inzwischen bewusst wahrnehme und kann mein Wiedersehen mit den anderen Kursteilnehmerinnen kaum erwarten.

Es ist Abend. Neti bittet uns zu berichten, wie es uns in den Wochen seit unserem ersten Zusammentreffen erging. Jede Einzelne erzählt und ich bin schwer beeindruckt. Schmerzen von ganzen Familien wurden »weggeheilt« und man betätigte sich in der Nachbarschaft – mit großem Erfolg. Ulrike erzählt: »Meine Mutter bat mich, einer Nachbarin die Hände aufzulegen, weil sie solche Schmerzen im Knie hatte. Das machte ich dann auch und die Dame ging schmerzfrei nach Hause. Danach kam dann einer nach dem anderen.«

Als ich an der Reihe bin, muss ich passen: »In meinem Buch der Wunder steht nichts. Ich habe mich noch nicht getraut, meine Fähigkeiten anzuwenden, weil ich noch immer davon ausgehe, dass diese – sofern ich sie wirklich haben sollte – noch gar nicht ausgereift sein können. Ich habe einfach Angst, eine Blamage zu erleben.« Über meine intensivere Wahrnehmung spreche ich nicht, weil mir das – im Gegensatz zu dem, was die anderen zu erzählen haben – eher unwichtig erscheint und ich außerdem auch noch gar nicht einschätzen kann, ob dies wirklich mit der ersten Einweihung zu tun hat oder doch vielleicht nur eine Aneinanderreihung von Zufällen ist.

Im Ofen in der Ecke des Seminarraums knackt inzwischen das brennende Holz. Draußen ist es schon dunkel und der Wind pfeift ums Haus. »So«, sagt Neti, »wir machen jetzt Übungen zur Vertiefung unser Wahrnehmungsfähigkeit. Es geht nicht darum, mit den Augen wirklich etwas zu erblicken, sondern um Intuition und damit verbundene, innere Bilder.«

Wir üben bei anderen und uns selbst, diesmal mit geschlossenen Augen. Ich strenge mich an. Doch: keine Intuition, keine inneren Bilder. Ich seufze laut.
»Du gehst wieder viel zu rational an die Sache heran. Du hast einfach zu hohe Erwartungshaltungen. Schalte deinen Verstand ab. Am besten bildest du dir einfach ein, etwas wahrzunehmen«, erklärt mir Neti und fügt schmunzelnd an: »Ist doch sowieso alles Einbildung hier.«
Die hat gut lachen, denke ich und bin froh, als sie uns an den Tisch zurück bittet.
»Wie war es bei dir?« fragt Neti und schaut gespannt zu Ulrike, die kurz lacht und dann meint: »Es war völlig verrückt. Ich sah über meinem Kronenchakra ein Licht und danach mein Blut. Im Blut drehte ich dann an einem Rädchen und erreichte so mein Herz. Und dort taucht dann erst ein lila Licht und gleich darauf ein wunderschönes Panorama auf.« Netis Blick wandert zu Annett, die ähnlich Faszinierendes zu berichten hat: »Ich sah mein Herz. Mein Bauchraum war dunkel und ich nahm Lichtblitze wahr.«
Angelika erzählt, dass sie ihre Oberarmknochen ganz deutlich sah und gleich darauf ihre Füße. Tanja berichtet wiederum, dass sie sich selbst als durchsichtig wahrnahm. Sie konnte ihre Knochen und Organe sehen und dann wurde ihr schwindlig. Mir wird jetzt auch schwindlig, allerdings vor Verzweiflung. Alle, wirklich alle, haben etwas zu berichten, nur ich nicht.

»So, lasst uns weiter machen«, sagt Neti nach dem gemeinsamen Abendessen. »Wir beschäftigen uns nun weiter mit Wahrnehmungsübungen und zwar konkret mit der Aura. Die Arbeit mit der Aura ist ein wichtiger Bestandteil der Heilarbeit.« Sie berichtet von erfolgreichen Heilungen, die über die Auraarbeit geschahen. Unter anderem erzählt sie von einem Mann, der um eine Auralogiesitzung bat, da er durch Mobbing große Probleme an seinem Arbeitsplatz hatte.

»Während des Schauens in seine Aura, sah ich lauter Schweine«, berichtet sie kopfschüttelnd und erzählt, dass sie ihre Intuition in diesem Moment stark in Frage stellte. Schließlich fragte sie den Mann doch, ob er irgendetwas mit Schweinen zu tun hat. Da war er plötzlich ganz geknickt und erzählte von schrecklichen Kindheitserlebnissen. Er war auf einem Bauernhof samt Schweinezucht aufgewachsen und hatte als Kind bei einer sehr grausamen Art des Ferkelschlachtens helfen müssen. Dieses Trauma konnte in weiterer Folge über die Aura aufgelöst werden. Danach fühlte sich der Mann völlig befreit. Wenig später berichtete er, dass sich seine Probleme in Luft aufgelöst hatten.

Ich denke darüber nach, wie ich den Begriff Aura bis zum Zeitpunkt meiner Ausbildung zur Geistheilerin benutzte. Aura war für mich ein anderer Ausdruck für die Ausstrahlung des Menschen. Damit lag ich nicht ganz falsch, denn die Aura ist ja auch das, was als feinstofflicher Körper über den physischen Körper des Menschen hinausstrahlt. Sie besteht aus mehreren Schichten oder Dimensionen, in denen letztlich alle physischen und psychischen Gefühle eines Menschen gespeichert sind. Es ist ein wirklich spannendes Thema, welches bereits in der Antike große Bedeutung für Heiler und Mystiker hat und sich durch alle Kulturen und Religionen zieht.

»Was neben vielen, sehr vielen Dingen wichtig ist, ist die richtige Stellung des Kethers sowie der Planeten in der Aura und all dies auf der richtigen Dimension«, höre ich Neti dozieren und sehe schon wieder eine riesige Wissenslücke bei mir klaffen.
»Was ist denn das alles?«, frage ich etwas gereizt.
»Das heißt übersetzt Krone. Im Lebensbaum der Kabbala ist das der oberster Sefirot. Man kann es auch als das Überbewusstsein bezeichnen oder als den Bereich der Erfahrung«, sagt Neti und fragt in die Runde: »Wer würde sich denn gerne für eine erste kleine Demonstration zur Verfügung stellen?« Schon, als ich das »D« von Demonstration höre, schnellt mein Arm nach oben.
»Gut«, sagt Neti, erhebt sich von ihrem Platz und geht langsam zur Tür. »Hier kannst du dich hin stellen, dann beginnen wir.« Bereitwillig und erwartungsvoll gehe ich auf meinen Platz.

»Zunächst testet ihr bei euren Esperenten die Arme.« Neti biegt erst meinen einen und dann meinen anderen Arm nach hinten. Das erinnert mich an kinesiologische Tests, mit denen mein Orthopäde arbeitet. Dann stellt Neti eine Erlaubnisfrage, die von mir positiv beantwortet wird. Angelika hat dann die Ehre, meine »Krone« zu suchen. Sie steht einige Schritte von mir entfernt und schaut mich an. Ihre Augen bewegen sich hin und her. Etwas zögerlich zeigt sie auf meinen linken Ellbogen. Neti nickt zustimmend und erklärt, was zu tun ist, um diese nun in weiterer Folge an die richtige Stelle zu rücken. Angelika tut, wie ihr geheißen. Plötzlich sehe ich Ulrike lächeln.
»Was ist?«, frage ich.
»Spürst du etwas?«
»Nein, wieso?«
»Na, weil du schwankst.«
»Ich schwanke?«
Katja lacht: »Ja, und das merkst du nicht?«
»Ja, etwas schwindlig ist mir schon.«
Neti schaltet sich ein: »Ja, stellt euch doch mal vor, was wir hier machen. Das ist gewaltig!« Und zu mir gerichtet: »Und, wie geht es dir jetzt?« Ich rüttle mich einmal kurz durch und stelle fest, dass ich mir irgendwie leichter vorkomme. Auch habe ich das Gefühl, das ich jetzt fester und besser stehe als vorhin und dass Wärme in mir aufsteigt.
»Es geht mir gut«, antworte ich.
»Dann testen wir das jetzt noch einmal an den Armen«, sagt Neti und fordert Angelika mit einer Handbewegung auf dies zu tun. Daraufhin bewegt Angelika meine Arme nach hinten. Ich merke sofort, dass sie sich viel weiter biegen lassen als zuvor und höre die »Ohs« und »Ahs« der anderen.
»Ist doch toll, oder!«, sagt Neti und schaut mich an. Etwas verlegen bestätige ich. Warum bin ich eigentlich so zurückhaltend, frage ich mich. Es ist doch tatsächlich so, dass ich mich jetzt deutlich wohler fühle und meine Arme einen größeren Bewegungsradius haben.

Als Nächstes bin ich an der Reihe, mich an Heike zu versuchen. Erst bitte ich um Erlaubnis, in ihre Aura schauen zu dürfen, die ich auch umgehend erhalte. Ich starre Heike an und lasse meinen Blick um sie

herum, hoch und runter wandern – aber für mich ist nichts zu sehen. »Wie soll das Ding denn eigentlich aussehen?«, frage ich in die Runde. Alle biegen sich vor Lachen. Schön, dass ihr alle Euren Spaß mit mir habt, denke ich und schaue hilfesuchend zu Neti.
»Jeder nimmt die Aura anders wahr«, sagt diese ruhig. »Lass dich doch einfach führen und schau einmal, wohin dein Blick als Erstes geht.« Jetzt geht mir ein Licht auf, wenn auch ein kleines. Ich lasse mich in der Regel nicht führen, sondern übernehme die Führung. Mein Anspruch, alles unter Kontrolle zu haben, behindert mich. Ich sehe hier nichts, weil ich Angst habe, etwas Falsches zu sagen. Ich reagiere nicht spontan, da ich meine, alles durch meinen Verstand überprüfen zu müssen. Noch in Gedanken nehme ich plötzlich einen Schatten auf Heikes rechter Schulter wahr. Aber selbst jetzt sage ich nichts, weil ich erst testen will, ob noch jemand etwas an dieser Stelle sieht.
»Bitte, Neti, sag mir, wo das ist. Ich habe eine Ahnung, aber bin nicht sicher. Neti fragt in die Runde. Und Ulrike sieht ebenfalls etwas – ich kann es kaum glauben – auf Heikes rechter Schulter. Anschließend darf ich die Aura mit Heikes Einladung in Ordnung bringen. Ich sehe eine leichte Anspannung durch Heikes Körper gehen und habe das Gefühl, das sie jetzt etwas größer ist. Danach kontrolliere ich ihre Arme und bin total verblüfft. Auch sie lassen sich jetzt viel weiter nach hinten biegen.

An diesem Abend verstehe ich, dass es sehr unterschiedliche Möglichkeiten des Sehens gibt und dass jeder eine andere Form der Wahrnehmung hat. Ich selber sehe weniger mit den Augen, als vielmehr mit meinem Gefühl. Langsam baut sich in mir ein Vertrauen zu meinen Fähigkeiten auf. Ich verstehe, dass es nichts bringt, sich ständig mit anderen zu vergleichen, sondern dass ich einfach meiner Intuition nachgeben muss.

Annette Müller:

Der Bereich der Auralogie ist meiner Meinung nach der spannendste und auch unverständlichste der ganzen Heilarbeit. Mein Verstand gerät dabei oft an seine Grenzen. Ich erfahre Zusammenhänge, die mir im Nachhinein einen anderen Ein- und Ausblick geben. Vieles von dem, das ich bis dahin als gegeben oder als »So ist das« betrachte, stellt sich hierdurch auf den Kopf.

Eines Tages suchte mich eine junge Frau auf, die ich als »Stewardesstyp« klassifizieren würde: adrett gekleidet, blaues Kostüm, Nylons, Pumps, gepflegte halblange Haare, attraktiv, wirkt sehr gebildet und intelligent. Sie hatte das Problem, dass sie sich in all ihren Beziehungen ausnutzen ließ. Das ging sogar so weit, dass sie von vermeintlichen Freundinnen bestohlen und betrogen wurde.

In der Auralogiesitzung zeigte sich eine Sehnsucht nach der Schwester, mit der sie sich aber nie gut verstanden hatte, und dem Vater, der die Mutter und die Kinder wegen einer anderen verlassen hatte. Weiterhin erschien eine krankmachende Loyalität zur Mutter, die dieses Verlassen werden nie überwunden hatte. Ja, das alles »las« ich damals in der Aura. Das klingt zwar fast unmöglich, ist es aber nicht. Ich lehre diese Kunst und der eine oder andere findet gerade in diesem Zugang seine Leidenschaft und benutzt dieses Werkzeug zur Heilung seiner Esperenten.

Wir konnten bei der Sitzung ein paar Dinge auratechnisch in Ordnung bringen. Dies hatte zur Folge, dass auch ihre Mutter überraschenderweise den Wunsch verspürte, einige Tage zu uns in die Klinik zu kommen, weil bei ihr just in dieser Zeit Blasenkrebs diagnostiziert wurde. In einer Auralogiesitzung mit der Mutter erkannte ich, dass ihr ehemaliger Mann sehr unter dem Verlust seiner ersten Familie litt und dass es sogar eine »Entschuldigung« für sein Verhalten gab. Die Seele seiner weiteren Tochter, die er mit der neuen Frau bekommen hatte, hatte diese beiden zusammengeführt, weil das die Voraussetzung für diese Inkarnation gewesen war. Die Seele hatte genau diesen Vater und diese Mutter gebraucht, um wiedergeboren zu werden.

Das waren in diesem Moment Informationen für mich, die mir gar nicht passten. Ich wollte diese Einblicke und Lehren nicht weitergeben. Ich hatte Angst vor der Reaktion. So drückte ich mich ganz vorsichtig aus und war anschließend wirklich überrascht, dass das von mir Übermittelte bei der Mutter auf offene Ohren stieß. Sie akzeptierte diese Erklärung und vergab dem Vater ihrer Töchter. Wenig später war ihr Blasenkrebs nicht mehr feststellbar. Auch ihre Tochter meldete sich bei mir, um mir zu sagen, wie glücklich sie war. Sie hatte mit der anderen Familie Kontakt aufgenommen – ohne schlechtes Gewissen. Auch für ihren Vater ging damit ein Herzenswunsch in Erfüllung. Aber das Beste für sie war, dass sie in der Halbschwester die Freundin fand, nach der sie immer gesucht hatte. Der ganze Spuk mit falschen Freunden und Freundinnen war vorbei.

Monate später sah ich sie wieder. Zuerst erkannte ich sie gar nicht: Modisch und jugendlich gekleidet mit einer modernen, frischen Kurzhaarfrisur stand sie vor mir – eine junge, dynamische Frau, die vor Tatendrang und Lebenslust geradezu sprühte. Sie erzählte mir, dass sie nun alle eine große, glückliche Patchwork-Familie waren.

13. Eine weitere Kraft

Als ich am nächsten Morgen den Seminarraum betrete, sind die Konfektschalen aus Porzellan und geschwungenem Messing bereits wieder mit Nüssen und Rosinen gefüllt. Diese Umsicht und Fürsorge gefällt mir. Ich denke an die Erlebnisse des letzten Tages und nehme mir vor, zukünftig unbefangener an die verschiedenen Übungen und Aufgaben heranzugehen.

An diesem Tag beginnen wir mit dem Thema Reiki. Fast alle aus der Gruppe können dazu etwas sagen, sogar ich.
»Eine Freundin von mir praktiziert das seit Jahren. Auf Barbados, wo ich sie besucht habe, ist es weit verbreitet. Und soweit ich weiß, kommt es aus Japan«, gebe ich zum Besten. Wehmütig erinnere ich mich an Barbados. Dort ist es jetzt schön warm und sonnig, denke ich. Damals schauten wir bei einer Bekannten vorbei, die im Krankenhaus lag. An ihrem Krankenbett fanden sich mehrere Frauen ein, um gemeinsam mit meiner Freundin eine Reiki-Sitzung zur Genesung der an einem Lungenproblem leidenden Frau durchzuführen. In dem riesigen Krankensaal mit – wie mir scheint – unendlich vielen Betten wunderte sich offenbar niemand darüber, dass hier einer Patientin die Hände aufgelegt wurden. In Deutschland gäbe es da sicher schiefe Blicke und Getuschel. Da ich nichts Heilendes beitragen konnte, hielt ich die Hand der Kranken und beobachtete genau, was passierte. Und tatsächlich gingen ihre zuvor kurzen und hektischen Atemzüge in ruhigere und tiefere über. Überhaupt lernte ich auf Barbados viele Menschen kennen, die ausgesprochen spirituell waren.

»Wir befassen uns hier im Rahmen der Ausbildung nicht mit der gesamten Philosophie des klassischen Reiki. Mit den Einweihungen steht uns diese Kraft zusätzlich zur Verfügung. Die Macht, die wir durch die Einweihung in amazinGRACE erhalten, ist wesentlich größer.« Damit holt mich Neti zurück in die Gegenwart. Ich frage sie: »Wenn die Kraft von amazinGRACE größer ist, wozu brauchen wir dann noch eine andere?«

»Ihr erhaltet hierdurch eine weitere Technik, die bewirkt, dass ihr euch bei der Heilarbeit nicht mehr so sehr konzentrieren müsst. Die Heilkraft fließt dann leichter. Bildlich erklärt ist das so, als würde der Schlauch, durch den die Energie fließt, vom Garten- zum Feuerwehrschlauch. Das Löschwasser kommt allerdings aus einer anderen Quelle – amazinGRACE. Außerdem erweitern wir auf diese Art unsere Möglichkeiten. Wir können zum Beispiel intensiver über Zeit und Raum hinweg arbeiten. Damit befassen wir uns dann im nächsten und übernächsten Modul.«
Damit gebe ich mich erst einmal zufrieden. Angelika meldet sich mit Handzeichen zu Wort: »Ich will eigentlich nur bestätigen, dass die Kraft von amazinGRACE wirklich um ein Vielfaches größer sein muss. Als ich die erste Heilsitzung von Neti besuchte, hatte ich ja schon zahlreiche Reiki-Sitzungen erfahren und auch selbst gegeben. Doch hier spürte ich eine ungleich größere Energie und erlebte deutlich schnellere und nachhaltigere Ergebnisse.«

Der weitere Seminartag vergeht wie im Flug. Und so nähern wir uns, nach einer ausführlichen Einführung in die grundlegenden Techniken, am Nachmittag auch schon dem Höhepunkt des Tages. Ich bin aufgeregt. Nun ist es soweit: Die zweite Einweihung beginnt. Ich setze mich auf das Sofa, welches neben dem Ofen steht und genieße, während ich warte, die wohlige Wärme. Ich lehne mich zurück und schließe meine Augen. Afrika kommt mir in den Sinn. Ich sehe meinen Mann, wie er kurz vor seiner Einweihung am Königshof von Allada mit glückseligem, abwesendem Lächeln vor seinem Priester stand. Ich saß daneben und amüsierte mich über sein andächtiges Verhalten. Und jetzt? Ja, jetzt geht es mir gleich wie ihm.
»Annette, du kannst jetzt hochgehen«, höre ich wie durch einen Nebel die Stimme von Angelika. Ich öffne meine Augen und gehe gedankenverloren die Treppe hinauf. Vor der Tür zum blauen Zimmer werde ich richtig wach und damit auch meine Zweifel. Mit den Initiationen meines Mannes veränderte sich unser gesamtes Leben, was letztlich zu unserer Trennung führte. Und jetzt lasse ich mich selbst auf so etwas ein – zum zweiten Mal. Welche Folgen wird das haben? Werde ich die Kontrolle behalten? Was wird mit mir passieren?

Die Tür öffnet sich. Ich betrete das Zimmer und bin augenblicklich von einer inneren Gelassenheit erfüllt, die ich am liebsten für immer festhalten würde. Ich nehme auf dem Stuhl in der Mitte des Raumes Platz und schließe die Augen. Neti legt ihre Hände auf meine Schultern und ich spüre sofort, wie Kraft durch meinen Körper strömt. Es fühlt sich an, als würde eine Art von schwachem Strom durch mich geleitet, der sofort wieder aus allen Poren heraussprüht und immer wieder neu in mich eindringt. Es ist unbeschreiblich! In mir entsteht ein Gefühl von totaler Geborgenheit. Ich habe grenzenloses Vertrauen und fühle mich unendlich stark und unverletzlich. Als mich Neti anschließend auffordert, die Augen zu öffnen und aufzustehen, meine ich, aus einer völlig anderen Welt zurückzukehren. Mit Tränen in den Augen und einer Pfingstrose in der Hand, verlasse ich den Raum und torkle die Treppe hinunter. Als ich die Tür zum Seminarraum öffne, steht Renata vor mir und lächelt mich an: »Du siehst aus, als würdest du schweben«, sagt sie in ihrer ruhigen Art und geht nach oben, um als Nächste ihre Einweihung zu empfangen.

Annette Müller:

Auch hier ist wieder Bewusstseinserweiterung das Zauberwort. Ich bin davon überzeugt, dass das eigentliche Ziel unseres Lebens und Streben immer die Bewusstseinserweiterung ist. Endet diese Erweiterung des Bewusstseins mit der Erkenntnis, dass wir an sich alles sind – eins mit allem und mit allem verbunden, Schöpfer unsere Welt und somit zahlloser Welten gleichzeitig? Wer sind wir wirklich? Das ist hier die Frage.

Ein ganz großes, faszinierendes Mysterium ist die Initiation oder Einweihung. Damit ist nicht das Einweihen in unbekannte Pläne oder Geheimnisse gemeint, sondern wir sprechen hier gemäß zahlreicher Lehren von der Verschmelzung mit Gott. Dies ist das Ziel der menschlichen Existenz und unser Geburtsrecht. Während einer spirituellen Einweihung fließt etwas Größeres in etwas Kleineres und verwandelt dieses Kleinere dadurch in das Größere. Während der Einweihung kann ich diese Kraft zur Heilung tatsächlich übertragen – die Kraft die ich Gnade nenne: amazinGRACE.

Ich meiner Autobiographie beschreibe ich, wie ich dazu kam, Einweihungen durchführen zu können. Und doch, eines Abends überlegte ich, nach einem weiteren, wundervollen Kurs mit neuerlichen, beeindruckenden Schilderungen der mit der Einweihung einhergehenden Erlebnisse, wie ich am besten etwas, für das es keine Worte gibt, beschreiben oder erklären sollte. Da erfand ich eine kleine Geschichte: eine Geschichte über ein kleines Stückchen Holz, das spürt, dass es Feuer in sich trägt. Als ich sie später in Seminaren erzählte, sind alle beeindruckt. Das spornte mich so sehr an, dass ich mir überlegte daraus ein kleines Büchlein, im Stil von einem Kinderbuch, zu machen. Ich fragte meine Tochter, ob sie Lust hätte Bilder zur Geschichte zu malen. Als sie mir einige Wochen ihre Skizzen zeigte, waren diese so schön, dass ich mein Vorhaben umgehend in die Tat umsetzte. Und wieder einmal schloss sich für mich ein Kreis auf ganz wunderbare Weise.

Viele Jahre war ich mit Ingo, einem jungen Mann, befreundet gewesen. Wir standen uns sehr nahe und hatten eine innige, platonische Verbindung. Ingo starb schließlich an einer langen, schweren Krankheit. Ich begleitete ihn bis zu seinem Tod und hielt auch seine Grabrede – eine unglaubliche Ehre für mich. Seit diesem Tag fühlte ich stets einen unterschwelligen Wunsch, ihm ein Denkmal zu setzen. Und während der Entstehung des Büchleins über das Geheimnis der Einweihung, brauchte das erleuchtete Holz, das erst nur ein gewöhnliches Stückchen Holz gewesen war und einfach Hölzchen geheißen hatte, einen bedeutungsvollen Namen. Da dämmerte es mir! Ingo hatte, lange bevor ich von seiner Krankheit wusste, von unserer gemeinsamen Yogalehrerin, der Nachfolgerin meines Meisters aus Indien, den spirituellen Namen »Vibhu« erhalten. Dieser stammte aus dem Sanskrit, und bedeutete »Heilige Asche«. Und da Ingo schließlich im Feuer bestattet wurde und sich eine anonyme Grabstätte wünschte, blieb von ihm am Ende seines irdischen Daseins eben diese Asche, heilige Asche – und so kam es zu dem Titel: »... und dann war Vibhu Feuer und Flamme«

14. Die Kraft der Gedanken

Den nächsten Tag gestaltet Netis Mutter, Zita. Sie gefällt mir vom ersten Augenblick an: Eine gut aussehende Dame, farbenfroh gekleidet und sorgfältig geschminkt. Sie macht den Eindruck einer mit tausend Volt Energie geladenen Vierzigjährigen. Dabei ist sie bereits über achtzig.

Wir setzen uns alle an den Tisch und Zita beginnt: »Wir arbeiten hier mit der Gnade und die Gnade ist für mich Gott. Es gibt nur das Ganze. Wenn man dem Ganzen etwas hinzufügt, ist es immer noch das Ganze und wenn man dem Ganzen etwas wegnimmt, ist es nach wie vor das Ganze. Es gibt nur Vollkommenheit. Die Erde ist die Lebensschule. Es gibt nichts Totes, alles ist Lebensenergie. Und genau diese ist Grundlage der Heilarbeit mit amazinGRACE. Dieser beseelende Lebensstrom ist den Menschen auf der ganzen Welt seit tausenden von Jahren bekannt: in China als ›Chi‹, in Japan als ›Ki‹, die Yogis nennen es ›Prana‹.«

Als ich das höre, erinnere ich mich an einen Pantomimenkurs, den ich 1978 absolvierte. Gemeinsam mit einem koreanischen Kollegen unterwies uns der Vortragende seinerzeit in Tai Chi. Also kenne auch ich schon das »Chi« – nur war mir dessen Bedeutung damals nicht bewusst. Ich verstand die spirituelle Dimension zu diesem Zeitpunkt nicht – sie interessierte mich auch nicht.

»Diese Lebenskraft-Energie ist in allem. Sie ist das Leben selbst und arbeitet mit einer solchen Intelligenz, dass dies das menschliche Vorstellungsvermögen übersteigt. Mittels unserer Kraftanbindung und unseres Geistes können wir die Schwingung dieser Energie zur Heilung nutzen«, erklärt Zita, »sie zentrieren und so die Kräfte der Selbstheilung der Esperenten aktivieren.« Ich höre aufmerksam zu und finde das, was sie sagt, plötzlich total logisch

»Gott dachte sich die Welt«, fährt Zita fort, »und auch wir denken uns unsere Welt. Energie folgt immer dem Denken. Egal, worauf wir unsere

Aufmerksamkeit richten – die Energie folgt. Wenn man zum Beispiel vor etwas Angst hat, gibt man dem Energie und dann passiert es auch.«
Allgemeines Gemurmel. Zunächst will ich widersprechen, weil ich mir nicht vorstellen kann, dass man mit Gedanken Ereignisse provoziert. In dem Moment fällt mir aber ein, dass ich ja genau das während meiner Zeit als Reiseveranstalterin für Westafrika tagtäglich mit Touristen erlebte. Diejenigen, die bereits vor Antritt der Tour Angst vor tropischen Krankheiten gehabt hatten, bekamen sie auch tatsächlich. Die Aufmerksamkeit war so sehr auf die Angst ausgerichtet, dass die Energie – so wie Zita es sagt – eben dieser folgte. Und wenn ich mir Menschen anschaue, die neidisch und unzufrieden sind, dann haben diese auch keine wirklich gesunde Ausstrahlung.
Ich gebe jetzt aber ein positives Beispiel zum Besten: »Da kann wirklich was dran sein mit den Gedanken. Mir fällt da eine gute Bekannte ein, die ein Haus in Zehlendorf hat, welches das einzige in der Straße ist, in das noch nie eingebrochen wurde. Ihr Haus verfügt im Gegensatz zu den anderen über keine Alarmanlage oder Videoüberwachung. Oft vergisst sie sogar, ihre Haustür abzuschließen. Kurz gesagt: Sie verschwendet niemals einen Gedanken an Einbrecher. Ist das nun Zufall oder hat es doch etwas mit der Kraft der Gedanken zu tun?«
»Mit Gedankenkraft ist alles möglich«, sagt Zita, »deshalb mahne ich auch zur Gedankendisziplin.«
»Das ist gar nicht so einfach«, meldet sich Annett zu Wort. »Ich habe immer Sorge um meine Tochter und Angst, dass ihr etwas passieren könnte. Ich sehe das manchmal richtig vor mir, auch wenn ich das nicht will.«
»Oh ja, das kenne ich«, erwiderte ich.
»Ein sehr gutes Mittel ist es, eure Gedanken zu trainieren«, sagt Zita. »Was denkt ihr, welche Sorgen ich mir um Neti machte, als sie ständig in der Welt unterwegs war. Aber ich vertraute seinerzeit auch darauf, dass sie mit allen Widrigkeiten zurechtkommt.«
Neti, die während des Gesprächs in den Seminarraum kommt, bewegt ihre Augenbrauen hoch und runter, wie sie das zuweilen tut, wenn sie sich amüsiert. Während sie sich neben ihre Mutter setzt, sagt sie: »Na ja… Vertrauen? Du hast mich ja auch nur bis in den Ashram nach Indien begleitet.« Alle lachen.

»Es hat mich damals einfach interessiert, was du dort machst«, erwidert Zita, »und die Zeit im Ashram war dann auch für mich aufregend und toll.«
»Erst einmal guten Morgen zusammen«, sagt Neti in die Runde. »Lasst euch nicht stören. Ich bin schon ganz ruhig.«
Zita wendet sich kurz an ihre Tochter: »Wir sprechen gerade über die Kraft der Gedanken.« Dann fährt sie fort: »Letztlich sind wir durch unser Denken der alleinige Schöpfer unseres Lebens. Dies betrifft allerdings auch Denkmuster, die in unserem Unterbewusstsein gespeichert sind: Glaubenssätze, die wir gar nicht mehr wahrnehmen. Eben diese tragen aber immer wieder dazu bei, dass wir uns selbst einschränken und blockieren. Menschen machen immer die Umstände für ihr Leben verantwortlich. Dabei schaffen sie diese selbst.«

Hierzu fallen mir etliche Zitate von Dichtern, Denkern und berühmten Menschen ein. Doch so einfach, wie sich das liest oder sagt, ist es dann wohl doch nicht, denke ich mir. Welches ungeheuer großes Potential uns durch die Kraftanbindungen an die Gnade – an amazinGRACE – zur Änderung von Glaubenssätzen, Denkmustern und tief in uns steckenden Programmierungen sowie zur Veränderung äußerer Umstände zur Verfügung stehen würde, das kann ich zu diesem Zeitpunkt noch nicht einmal annähernd erahnen.

Annette Müller:

Gedanken sind als Wortinformation und emotionale Prägungen in unserem Unterbewusstsein – auf der Ebene, die bei Aristoteles das »Nous« genannt wird – gespeichert. Sie erlangen diese Ebene durch Information, die wir dort einhergehend mit Gefühlen ablegen. Das ergibt einen Abdruck wie auf einer Wachstafel. Alles was dort herauskommt, also aus unserem Inneren auftaucht, trägt den Stempel vielfältiger individueller Eindrücke, die in uns gespeichert sind. Vereinfacht ausgedrückt sind das unsere Muster.
Diese Muster sind auch dafür verantwortlich, wie und was wir denken. Sie sind der Grund, dass sich die eine Mutter ständig Sorgen um ihre

ein komplett neues Leben begann. Die Pfingstrose auf der anderen Seite erinnert mich an die erste Einweihung und das Wochenende in Frabertsham. Ähnlich wie damals in Tbilissi, erfuhr ich unglaublich viel Neues und Außergewöhnliches in kürzester Zeit. Ja, das passt, denke ich und platziere den Krug samt Blume auf dem Regal in meinem Arbeitszimmer.

Ich wende mich wieder meinem Koffer zu. Ganz unten liegt das »Schatzbuch der Wunder«. Jeder von uns erhielt eines am ersten Tag in Frabertsham. Ich nehme das große Buch mit den vielen Seiten edlen Papiers in die Hand und frage mich, ob es ein kleines Vokabelheft nicht auch getan hätte. Wie viele Heilerfolge muss man wohl haben, um einen solchen Wälzer zu füllen?
»Schreibt jeden noch so kleinen Heilerfolg hinein!«, forderte Neti uns auf. »Auch, wenn ihr glaubt, dass es kaum der Rede wert ist, schreibt es hinein. Es ist ja nur für euch. Vieles vergisst man sonst im Laufe der Zeit. Oft sind schon geringfügige Änderungen in der Befindlichkeit eurer Esperenten von großer Bedeutung: Wenn starke Schmerzen schwächer werden, die Körperhaltung geringfügig verändert oder große Wunden etwas kleiner werden. Für all das braucht die Schulmedizin entweder lange Zeit, viele Medikamente oder sie scheitert auch daran. Hier geschieht es nur durch euch.« Ich überlege noch kurz, ob ich die gerade geschehene Schmerzlinderung in Inas Achillessehnen notieren soll. Da ich aber nicht sicher bin, ob dies wirklich das Ergebnis meiner Heilarbeit ist und ob der Erfolg von Dauer sein wird, stelle ich das schöne Buch ohne eine Notiz ins Regal und gehe schlafen.

Die Zeit verstreicht und ich versinke im alten Trott meiner Arbeit. Als mich eines Tages ein Klient anruft und mir mitteilt, dass er die Beratungsstunden bis auf weiteres absagen muss, da er die Diagnose Krebs erhielt, und im Krankenhaus liegt, besuche ich ihn.
»Sie könnten zusätzlich zu Ihren Therapien hier doch einmal ein paar Tage nach Süddeutschland fahren, um sich von einer Geistheilerin betreuen zu lassen«, schlage ich dem Mann vor und erzähle ihm von Neti und ihren Heilerfolgen.

Kinder macht, und die andere eher zuversichtlich ist. Wenn wir Menschen im Kollektiv schon so weit wären und wüssten, dass wir zwar Gedanken und Emotionen haben, diese aber nicht »wir« sind, dann wären wir schon ein ganz großes Stück entspannter und die Welt um vieles besser.

Ich erinnere mich in diesem Zusammenhang gerne an ein indisches Märchen. Ein Pilger ruht sich auf seiner Reise unter einem Baum aus. Es ist ein wahrhaft zauberhafter Ort und es gefällt ihm hier sehr. Da malt er sich aus, wie es wohl sei, hier zuhause zu sein und stellt sich vor, was für ein Haus er hier bauen würde. Zack! Aus dem Nichts ist es plötzlich da – sein Traumhaus. Der Pilger ist sehr überrascht und geht hinein. Es ist einfach wundervoll! Er sieht das großzügige Wohnzimmer, und denkt: »Hier müsste jetzt noch ein großer, geschnitzter Tisch aus kostbarem Rosenholz stehen.« Und wusch! Da steht der Tisch, prächtig und mit wundervollen Schnitzereien verziert. Oh, da ist der Mann erfreut und überrascht. Was er nicht weiß, ist, dass er unter dem legendären »Wünsche erfüllenden Baum« ruhte und so nun alle seine Wünsche sofort in Erfüllung gehen. Der Mann betrachtet als Nächstes den Tisch und denkt: »Wie herrlich! Jetzt brauchen wir hier noch einen ausladenden Kerzenlüster und ein wunderbares Buffett.« Kaum gedacht, da steht das Essen duftend auf dem von Kerzen erleuchteten Tisch. Er setzt sich, um zu essen, da fällt ihm auf, dass er ja ganz alleine ist. So wünscht er sich, dass nun noch eine bezaubernde, atemberaubend hübsche, junge Frau an seiner Seite sei. Pling! Da steht sie: anmutig, bildhübsch und verführerisch lächelnd. Sie serviert ihm sein Essen, setzt sich zu ihm an die Tafel und als er gerade glücklich und zufrieden den ersten Bissen nehmen will, da dämmert es ihm. Er hält inne und denkt nach: »Also ich wünschte mir das Haus, da war es da. Ich dachte an den Tisch, da tauchte er schon auf. Das Essen stand auch sofort auf dem Tisch, als ich daran dachte und diese junge Frau... Das geht doch nicht mit rechten Dingen zu... Hier ist doch bestimmt ein Dämon, der das alles schuf...« Und Krawumm! Da erscheint selbiger vor ihm. Der Pilger erschrickt und denkt sich: »Oh je, jetzt wird er mich fressen!«

Und so geschieht es...

15. Im Leerlauf

Juni: Das nächste Ausbildungsmodul beginnt. Die anderen berichten wieder von zahlreichen Erfolgen. Währenddessen denke ich über meine eigenen Leistungen seit unserer letzten Zusammenkunft nach. Ich hatte viele gute Vorsätze, doch auch dieses Mal gelang es mir nicht, meine Arbeit und die damit verbundenen Reisen in alle Teile Deutschlands zu reduzieren, um mich intensiver mit amazinGRACE zu befassen oder Menschen zu behandeln. Eines Tages sitze ich in meinem Stammhotel in Rostock auf der Terrasse und trinke eine Tasse Kaffee. Ich genieße den Aufenthalt an der frischen Luft, als mein Mobiltelefon klingelt. Simone, die am Empfang des Hotels arbeitet und mit der ich mich inzwischen gut verstehe, hat Feierabend. Sie fragt mich, ob ich mit ihr im nahegelegenen Restaurant zu Abend esse. Gerne sage ich zu.

»Weißt du, Simone, ich bin so kaputt von der Reiserei. Ich finde einfach keine Zeit, endlich meine ersten Schritte in der Heilarbeit zu machen«, jammere ich, als wir beim Essen sitzen.
Simone, die gerade ihre Suppe löffelt, sieht mich an: »Du kannst doch auch einmal einen Projektauftrag ablehnen. Ich denke, eine kleine Pause würde dir gut tun. Da hättest du wenigstens Zeit, dich intensiver mit deiner Geistheilung zu befassen.«
»Ja, schon. Ich traue mich aber nicht, Aufträge abzulehnen. Ich kenne genug Coaches, die nichts zu tun haben. Und die Arbeit mit den Klienten macht mir ja Spaß. Die Menschen, die ich begleite, sind dankbar und ich tue ja auch wirklich etwas Sinnvolles.«
»Ja, hast du denn nun überhaupt schon mal mit amazinGRACE gearbeitet?«
»Ja, bei meinen Kindern. Ina hat ja immer solche Kopfschmerzen. Weißt du, sie will Medizin studieren und macht sich unheimlichen Druck mit der Schule. Das verursacht bei ihr regelmäßig Migräne. Wenn sie mir das dann sagt – meist beim Schlafengehen – lege ich meine Hände auf ihren Kopf. Es wird dann auch rasch besser, aber...«

»Kein Aber«, unterbricht mich Simone, »ich finde das großartig. Andere nehmen für so etwas Kopfschmerztabletten.«
»Na ja, Ina sieht das nicht so. Sie amüsiert sich eher darüber. Anna ist immer viel empfänglicher für meine Angebote. Sie empfindet das als Entspannung und spürt auch sofort Wärme und Kribbeln, sobald meine Hände irgendwo an ihrem Körper sind«
»Fällt Ina denn nicht auf, dass ihre Kopfschmerzen weggehen?«
»Ja, schon, aber dann meint sie, dass das wohl daran liegt, dass sie im Bett liegt und zur Ruhe kommt. Ich kann ihre Haltung ja auch verstehen. Sie kann das eben nicht so ernstnehmen. Ach, weißt du was? Ich glaube, ich mache erst einmal die Ausbildung zu Ende und schaue dann, wie es weiter geht. Wenn ich dann richtig heilen kann, trete ich mit der anderen Arbeit ein bisschen kürzer und mache in Berlin in aller Ruhe Heilarbeit.«

Während meine Erinnerung an dieses Essen langsam verblasst, sitze ich verschämt an meinem Platz und würde nur allzu gerne im Erdboden versinken. In diesem Moment fragt mich Neti, wie es mir erging.
»Na ja, im Vergleich zu dem, was ich gerade höre, sind das Kleinigkeiten. Das brauchc ich gar nicht zu erzählen.«
»Doch«, antwortete Neti mit fester Stimme, »erzähle uns mal deine Kleinigkeiten.« Ich berichtete also von Inas Kopfschmerzen und Annas Wahrnehmungen beim Händeauflegen.
»Ist doch toll«, sagt Tanja, »was du nur immer hast... Alleine um Kopfschmerzen zu mildern, dazu brauchst du normalerweise Schmerztabletten, die dem Organismus womöglich schaden. Hier legst du die Hände auf, und das ganz ohne Risiken und Nebenwirkungen!«
»Ich traue mich einfach noch nicht, meine Kräfte anzuwenden. Und ich habe auch einfach keine Zeit. Ich bin ja immer unterwegs und an den Abenden, wenn andere sich mit Freundinnen treffen, sitze ich müde in irgendeinem Hotel herum. Das einzige, was ich allerdings immer wieder feststelle ist, dass ich zu meinen Klienten beim Coaching einen noch besseren Zugang habe. Irgendwie bin ich konzentrierter und habe immer eine gute Intuition.«
»Du spürst und siehst einfach mehr, deine Wahrnehmung hat sich verändert«, sagt Angelika.

»Ja, mit Sicherheit«, bestätigt Neti, »schätze das und freue dich über jeden Erfolg. Wieso ist es dir eigentlich zu wenig, wenn du Kopfschmerzen lindern kannst? Stell dir vor, du würdest das großflächig anwenden. Damit könntest du einen ganzen Industriezweig lahmlegen, nämlich die Herstellung von Schmerztabletten.«
Und dann stichelt auch noch Christiane aus dem Hinterhalt: »Du willst das einfach nicht wahrhaben, kann das sein?« Ich antwortete nicht darauf, aber es arbeitet in mir. Es ist wirklich so, dass meine Zweifel in mir immer zunehmen, wenn ich wieder mitten im Alltag bin. Es gibt ja genug Menschen um mich herum, denen ich zumindest anbieten könnte, es mit der Heilarbeit zu probieren. Erst kürzlich bin ich bei meinen Eltern in Thüringen. Die Rückenschmerzen meiner Mutter… warum probiere ich es da nicht einfach? Ich will mich wohl einfach nicht blamieren. Aber was, wenn ich meiner Mutter doch helfen kann? Ich ärgere mich über mich selbst.
Jedes Mal, wenn ich zurück nach Berlin fliege, nehme ich mir vor, mich intensiver mit der Heilarbeit zu befassen. Doch dann vergehen die zwei, drei Monate bis zum nächsten Modul wieder zu rasch und ich komme abgehetzt und leer in Frabertsham an. Will ich eigentlich überhaupt etwas in meinem Leben verändern? Meine Auftragslage ist zurzeit ausgezeichnet und ich bekomme von all meinen Klienten äußerst positive Rückmeldungen. Ich verdiene gut, fühle mich aber ausgebrannt und erschöpft. Doch Aufträge abzulehnen, um etwas zur Ruhe zu kommen, das traue ich mich nicht. Schon bei dem Gedanken daran bekomme ich Zukunftsängste. Das ist die eigentliche Ursache für meine Unruhe und der Grund dafür, dass ich mich viel zu wenig mit dem befasse, was ich hier Kostbares lerne.

Als wir am späten Abend wieder Übungen zum Aurasehen machen, fange ich irgendwann an zu weinen. Ich sehe wieder nichts. Dabei will ich doch unbedingt! Und genau dieser Ehrgeiz setzt mich völlig außer Stande, auch nur irgendetwas wahrzunehmen. Die Unfähigkeit, in der Aura eines Menschen etwas zu entdecken, lässt Verzweiflung in mir aufkommen. Als ich sie ausspreche, tröstet Neti mich. »Gib deiner Intuition einfach mehr Raum und übe weiter«, rät sie mir.

»Ja, ja«, stöhne ich, »ich weiß. Auch Rom wurde nicht an einem Tag erbaut.«

Annette Müller:

Ich versichere Annette von Beginn an, dass sie noch im Verlauf ihrer Ausbildung Heilen kann. Das verspreche ich jedem, vorausgesetzt derjenige wendet das Gelernte an. Annette ist in diesem Kurs die Einzige, die zögert, die Theorie in die Tat umzusetzen. Auch in späteren Kursen, gibt es immer wieder Teilnehmer oder Teilnehmerinnen, die das Gelernte nicht anwenden. Manchmal, weil sie fürchten ausgelacht zu werden oder als verrückt zu gelten. Andere trauen es sich einfach nicht zu oder haben eine ganz bestimmte Vorstellung davon, wie Heilung ablaufen muss. Es soll also ganz genau so passieren, wie sie das für richtig halten – und was richtig ist, das wird zuvor in zahlreichen esoterischen Büchern »erlesen«. Ich bin auch heute noch der Meinung, dass das, was sich in der Materie manifestiert, als wahr erachtet werden kann. Ich finde, dass es wenig hilft, wenn man viel spürt, wahrnimmt oder sieht – alles ganz so, wie man sich das vorstellt und wünscht – dies aber nicht zum Resultat der Heilung führt. Ich ermutige immer dazu, offen zu sein und zu bleiben, denn wer weiß schon in welcher Form oder durch welche Art von Fingerzeig, die notwendigen Informationen auftauchen, die uns auf die richtige Spur führen. Manchmal steht uns das, was wir an vermeintlichem Wissen mitbringen, schlichtweg im Weg. In eine volle Tasse kann man nichts mehr eingießen.

Der Rückblick auf den zweiten Kurs erfüllt mich noch immer mit Staunen. Niemals hätte ich mir damals träumen lassen, wo diese Reise hingeht. Zu DO UT DES findet in der Zwischenzeit ein offizielles Schülertreffen statt, zu dem sehr viele Schüler und Absolventen aus aller Welt anreisen. Wir haben Teilnehmer aus Österreich, der Schweiz, Irland, Polen, Ungarn, Serbien, Belgien, Frankreich und aus Russland. Inzwischen finden auch an fast allen Wochenenden Ausbildungen statt. Hierbei werde ich von einem Dozententeam un-

terstützt, das sich aus Absolventen zusammensetzt. SKY – die Methode zur Auflösung emotionaler Blockaden – lehren wir in inzwischen an verschiedenen Orten in Europa und den USA. Als ich meine Autobiographie veröffentliche, sind Dr. Cordula Schaarschmidt, Christiane, Annette und ich zusammen mit dem Wissenschaftler Dr. Rolf Froböse bei Pfarrer Fliege im Fernsehen eingeladen. Die Heilerschule findet internationale Anerkennung. Annette hat eine eigene Praxis in Berlin und in Tabarz, ihrem Heimatort. Dort betreibt sie eine kleine Tagesklinik, in der Esperenten über mehrere Tage intensive Heilsitzungen empfangen können. Sie ist unsere Ansprechpartnerin für die Presse und schreibt Artikel über SKY und amazinGRACE. Zu DO UT DES erwarten wir nun mehr als 3000 Besucher – beim ersten Tag der offenen Tür waren es insgesamt etwas mehr als 120. Das zeigt mir, wie unglaublich groß das Interesse an alternativen Heilmethoden ist, wie sehr Menschen für Bewusstseinserweiterung offen sind und nach Unabhängigkeit und Freiheit streben.

Es macht mir eine unglaubliche Freude Ideen, die ich habe, umzusetzen. Im Hinblick auf den kurzen Moment, der mir alles nahm, lebe und denke ich so, als wäre das Morgen nicht sicher. Doch da ich nun Angestellte habe, muss ich aber auch wirtschaftlich denken. Die Zahl der Verpflichtungen, die ich habe, ist enorm gestiegen. Ich bin jetzt zusätzlich zu allem anderen auch noch eine Chefin, welche die Verantwortung für ihre Mitarbeiter, die von dem Umsatz von SAN ESPRIT ihren Lebensunterhalt bezahlen, Kinder in die Schule schicken und ihre Miete und Verbindlichkeiten begleichen, trägt. Ich befinde mich damit mitten in der Maschinerie, die ich im Grunde ablehne. Und doch tröstet mich der Gedanke, dass wir und ich mit unserer Arbeit ausschließlich Gutes bewirken. Wir verdienen unser Geld nicht mit Dingen, die auf Kosten von Ressourcen oder der Ausbeutung anderer aufbauen. Wir verkaufen nichts, was in einem anderen Land die Umwelt verschmutzt. Wir sind auch keine Zulieferer für die Waffenindustrie. Was wir tun ist ausschließlich und konsequent gut. Und das ist für mich einzigartig! Ich wünsche mir, dass jeder, der die umfassende amazinGRACE Ausbildung abschließt, auch eine Praxis eröffnet, damit das Leid in seiner näheren Umgebung gelindert werden kann. Meiner Ansicht nach ist es Zeitverschwendung weiterhin eine Arbeit zu verrichten, die letzten Endes dazu beiträgt, die Bevölkerung in Abhängigkeit und in der »Bewusstlosigkeit« zu halten.

16. Nocebo und die Kraft der Programmierung

Der nächste Tag beginnt mit einigen Orgon-Teilchen-Übungen. Danach steht eine weitere Kraftanbindung auf der Agenda. Laut Neti befähigt sie uns, über Raum und Zeit hinweg zu wirken, Diagnosen aus dem Unterbewusstsein zu löschen und unerwünschte, hinderliche Muster und Glaubenssätze zu beseitigen, die andere oder uns selbst an einem erfüllten Leben hindern. Alles in allem geht es also um die Änderung von Programmierungen.

Mit meinem heutigen Wissen und den inzwischen gemachten Erfahrungen, sehe ich auch die Aussage von Neti, dass Krankheit eine Illusion ist, in einem anderen Licht. Dass Diagnosen auch Programmierungen sind, zeigt sich darin, dass Menschen häufig, wenn sie eine Diagnose erfahren, erst richtig krank werden. Man spricht hier von einem Nocebo-Effekt, der ähnlich dem Placebo-Effekt auf einer bestimmten Erwartungshaltung oder Konditionierung, also einer unbewusst erlernten Reaktion, beruht. Der bekannteste Fall einer solchen Konditionierung ist der sogenannte »Pawlowsche Hund«. Jeder kennt dieses Experiment, in dem der russische Wissenschaftler Ivan Petrowitsch Pawlow seinen Hunden Futter gab und gleichzeitig eine Glocke ertönen ließ. Nachdem er dies mehrmals tat, betätigte er nur noch die Glocke und bei den Hunden floss Speichel. Sicher ist dies ein sehr einfaches Beispiel einer unbewusst erlernten Reaktion – allerdings auch ein sehr anschauliches. Ähnlich können auch Nocebo-Effekte erzeugt werden, die zu Programmierungen im Unterbewusstsein werden. Eine große Rolle dabei spielt die Angst vor Krankheiten, die zuweilen schon echte, nachweisbare Krankheitsbilder hervorbringen kann. Denn Angst schwächt nicht nur das Immunsystem, sondern beeinflusst auch körperliche Prozesse. Verschiedene Studien belegen, dass falsche Prognosen oder Diagnosen entsprechende Symptome bei Patienten erzeugen können.

Neben vielen anderen ist die positive Formulierung der Affirmationen also Neu-Programmierungen, ein ausgesprochen wichtiger Aspekt.

Wie oft sprechen wir davon, dass wir keine Sorgen mehr haben oder nicht mehr krank sein wollen. Da wird das Unterbewusstsein gleich wieder mit den Begriffen »Sorge« und »Krankheit« sowie der hiermit verbundenen negativen Energie gefüttert. Und genau so, nur in umgekehrter Weise, verhält es mit positiven Affirmationen, die wir mit geistiger Kraft auf unsere Esperenten übertragen.

Als ich damals Netis Erklärungen zu diesem Thema folge, beginne ich nachzudenken. Ich wünsche mir immer, nicht mehr so viel arbeiten zu müssen, um all meinen Verpflichtungen nachkommen zu können. Die Begriffe »Arbeit« und »Verpflichtung« sowie alle dazu gehörigen Glaubenssätze stecken tief in meinem Unterbewusstsein.
»Wie kann ich, die selbst so tief in eigenen, negativen Glaubenssätzen steckt, anderen helfen?«, entfährt es mir spontan.
»Gut, dass du das noch einmal ansprichst«, sagt Neti und bittet alle um Aufmerksamkeit. »Die Behandlung mit den Kräften von amazinGRACE ist absolut unabhängig von der eigenen Befindlichkeit. Heilung geschieht nicht durch unsere eigene Kraft, sondern durch unsere Verbindung zur Quelle, zur göttlichen Gnade. Wichtig ist, dass dies willentlich geschieht. Die Anwendung der Heiltechniken spielt hierbei eine große Rolle. Allerdings ist die durch die Kraftanbindung an amazinGRACE mögliche Schwingungserhöhung und die dadurch fließende Energie immer gegeben.« Auch rät sie uns, Diagnoselöschungen vorzubereiten und uns die Affirmationen, die wir Esperenten geben wollen, genau zu überlegen sowie diese vor der Behandlung aufzuschreiben.

Als ich Sonntagnachmittag dann die Treppe hinaufsteige, um meine nächste Einweihung zu empfangen, bin ich sehr aufgeregt. Bei Neti angekommen, verschwindet meine Nervosität allerdings im Bruchteil einer Sekunde. Ich schließe meine Augen und da ist sie wieder: Diese unendliche Ruhe in mir, die ich so gern bewahren und mitnehmen würde. Dass während der Einweihungen etwas Besonderes mit mir geschieht, weiß ich ja bereits. Doch die Intensität der Erfahrung scheint sich von Mal zu Mal zu steigern. Alleine diese unglaublichen Erlebnisse lassen meinen inneren Skeptiker jedes Mal aufs Neue stiller werden. Und als Neti dann an diesem Abend noch davon berichtet, welche Ergebnisse die Schüler des ersten Kurses nach diesem Modul haben, ist mein kleiner Quälgeist dann tatsächlich erst einmal ruhig.

Eine Absolventin namens Edeltraud löschte damals zum Beispiel die Krebsdiagnose eines Bekannten. Am nächsten Tag rief seine Tochter bei ihr an und berichtete ihr: »Vater ist total gut drauf. So, wie früher, als er von seiner Krankheit noch nichts wusste. Er ist voller Elan und erwähnt seine Krankheit mit keinem Wort. Ich bin wirklich sehr überrascht, denn nach der Diagnose war Vater sehr niedergeschlagen.« Hinzuzufügen ist noch, dass Edeltraud den Mann über Fernheilung behandelte.

Aufgekratzt und voller Zuversicht fliege ich nach Berlin. Ich habe das Gefühl, dass ein völlig neuer Lebensabschnitt beginnt. Das passt ja auch, denn zwei Monate später ist mein 50. Geburtstag. Und den will ich am liebsten mit all den Menschen, die mich während meines wechselvollen Lebens begleiteten, rauschend feiern. Beim Überdenken dieses Wunsches wird mir aber schon bald schmerzlich klar, dass der organisatorische und finanzielle Aufwand hierfür für mich viel zu groß ist. Es ist einfach nicht machbar. So atme ich tief durch und lege diesen, meinen großen Herzenswunsch in die Hände der Gnade von amazinGRACE.

An besagtem Tag traue ich dann meinen Augen nicht. Über hundert Gästen aus allen Teilen Deutschlands und dem Ausland feiern meinen Geburtstag mit mir. Sicher, ganz sachlich betrachtet, sind es meine Kinder, die den organisatorischen Aufwand der Vorbereitungen und die meiste Arbeit am Abend übernehmen. Und die wunderschöne Villa, welche als Veranstaltungsort dient, ist von einem lieben Freund, der seine Beziehungen spielen lässt, mehr als günstig gemietet. Dieser übernimmt auch gleich die Regie in der Küche und zaubert ein grandioses Buffet. Auch andere gute Freunde leisten ihren Beitrag. Ich bin überglücklich! Nie hätte ich gedacht, dass ich mir so etwas Besonderes und Großartiges leisten könnte. Noch heute bin ich allen, die meinen Wunsch damals wahr werden ließen, unendlich dankbar:

Ihnen und der Kraft von amazinGRACE, die all dies – und davon bin ich tief in meinem Herzen überzeugt – erst ermöglicht.

Annette Müller:

Im Verlauf der Ausbildung erlernen wir mehrere Möglichkeiten und Methoden, die uns und unsere Esperenten dabei unterstützen, Pläne zu verwirklichen und Wünsche wahr werden zu lassen. Mit den bekannten Bestellungen beim Universum hat das allerdings rein gar nichts zu tun. Wir erwerben insgesamt die Kraft und die Fähigkeit, Materie mit unseren Gedanken und unserer Absicht bzw. mit unserem Willen zu beeinflussen. Zu dieser Materie gehört auch die Manifestation zukünftiger Ereignisse. Wir lernen, wie wir uns mit unserer inneren Kraft verbinden, um dem Lauf der Dinge, die wir für unmöglich halten oder die sich für uns schwierig gestalten, die gewünschte Richtung zu geben, damit sich das erhoffte Resultat verwirklicht.

Bei ihrem Geburtstag wendete Annette die Methode, die sie im ersten Modul lernte, an – mit wunderbarem Erfolg. Meine Tochter und ich fuhren damals nach Berlin um diesen Geburtstag mit ihr zu feiern. Es war wirklich ein ganz berauschendes, freudvolles Fest in einer feudalen Villa auf einem parkähnlichen Grundstück. Es gab ein ganz ausgezeichnetes Buffet und ich lernte viele ihrer Bekannten und Freunde kennen. Was mich allerdings verwunderte: Bis auf ganz wenige wusste keiner von ihnen von ihrer neuen Passion.

Geistiges Heilen gesellschaftsfähig zu machen, seine Akzeptanz zu erhöhen und dadurch auch die klassische Medizin zu erreichen, ist eines meiner Ziele. Möglicherweise sind wir auf einem guten Weg und vermutlich erst ganz am Anfang. Aber eine Reise beginnt ja bekanntlich mit dem ersten Schritt. Es erstaunte mich schon während Annettes Ausbildung, wie schwer sie sich trotz ihrer Erlebnisse und Erfahrungen tat, zu dem Geistigen Heilen zu stehen. Jedes Mal, wenn sie nach Frabertsham kam, schmolzen ihre Widerstände dahin. Doch zurück in einer Welt, in der das Geistige Heilen unbekannt ist, setzte ihr der limitierte Verstand wieder Grenzen. Geistiges Heilen bedeutete für sie zu dieser Zeit einen direkten Angriff auf ihre begrenzte Identität. Nelson Mandela soll in diesem Zusammenhang einmal gesagt haben, dass unsere eigentliche Angst die Angst vor unserer eigenen Größe ist.

17. Ich gebe, damit du gibst

Ich verspreche Neti, mich an der Durchführung der Heilertage zu beteiligen und die Moderation zu übernehmen. Es sind die zweiten Heilertage im Chiemgau. Ein Jahr zuvor ruft Neti diese Veranstaltung ins Leben: DO UT DES. Der enorm große Andrang an Besuchern verblüfft mich: Eine riesige Versammlung von Interessierten, Ausstellern und Referenten aus allen Teilen Deutschlands sowie Österreich und der Schweiz.

DO UT DES – ich gebe, damit du gibst – ist die Philosophie, die hinter der Idee für die Heilertage steckt. Es geht es hier jedoch nicht um das Prinzip »Auf Leistung folgt Gegenleistung«, sondern vielmehr um die Weitergabe von uns innewohnenden Werten an andere, damit diese wiederum ihre eigenen Werte erkennen und in die Lage versetzt werden, diese erneut weiterzureichen – also um ein gebendes Miteinander.

»Nur wer etwas hat, kann etwas geben. Wir bekommen das Leben von unseren Eltern. Wir alle erhalten unsere Nahrung von der Erde. Wir können nur existieren, weil wir täglich materielle und unmanifestierte Substanzen empfangen, die uns unser Dasein überhaupt erst ermöglichen. Aus Geben entsteht Fülle, aus Nehmen entsteht Leere. DO UT DES ist der Inbegriff der Gemeinsamkeit, des Füreinander, der Großzügigkeit und des Wohlergehens«, sagt Neti unter anderem in ihrer Eröffnungsrede. »Ich bin überzeugt davon, dass wir unseren menschlichen Geist mit dem Bewusstsein, soweit wir heute auch zu denken vermögen, fälschlicherweise als Scheibe betrachten. Ich bin weiterhin der Überzeugung, dass dieses, unser eigenes Bewusstsein in Wirklichkeit nicht nur rund ist und sich dreht, sondern dass es so unendlich wie das Universum selbst ist.«

Am ersten Tag von DO UT DES moderiere ich eine Podiumsdiskussion, an der sich neben Neti und Dr. Froböse auch Pfarrer Fliege beteiligt. Letzterer übernimmt auch die Schirmherrschaft für die Veranstaltung. Seit diesem Tag schätze ich ihn als intelligenten, tiefgründigen und eloquenten Menschen. Ich erfahre von seinem Engagement für alternative Ansätze und Geistiges Heilen. Bis dahin kannte ich ihn nur durch seine Talk-Shows.

In seiner Rede als Schirmherr von DO UT DES sagt er unter anderem: »Statt einer imperialen Macht, die alles nach ihrem Bild formen will, zwingt der ›Clush of Civilisation‹ uns zu einem Miteinander der Kulturen und Religionen. Statt dem eifersüchtigen Alleinheitsanspruch einzelner Religionen wird es eine neue Zeit nicht geben, wenn es nicht auch da zu einem Respekt des Miteinanders kommt.
Statt einer Schulmedizin, die auch keine Garantiescheine auf ihre Methoden ausgibt, dafür aber ausführlicher auf Außenseitermethoden austeilt, wird es eine Medizin geben, die als Schwingung die Harmonie der Schöpfung imitiert. Statt nur auf Profit ausgerichteten Kommerz, der auch die Suche nach dem Sinn nutzen will, um schnellen materiellen Gewinn mitzunehmen, gibt es Ideologien wie DO UT DES, welche die Menschen zusammenführen, um sich gegenseitig immateriell zu nähren.«

In der Podiumsdiskussion lerne ich Dr. Froböse näher kennen. Von ihm erschien gerade das Buch »Der Lebenscode des Universums – Quantenphänomene und die Unsterblichkeit der Seele.« Dass ein promovierter Naturwissenschaftler sich mit der Unsterblichkeit der Seele auseinandersetzt, empfinde ich als außergewöhnlich. Er erklärt, dass viele Phänomene, die gemeinhin als übersinnlich bezeichnet werden, durchaus mit Erkenntnissen aus der Quantenphysik erklärt werden können, so auch das Geistige Heilen. In diesem Zusammenhang stellt Neti, die Heilerin in dieser Runde, klar, dass für sie die Heilerfolge der Schüler der ÉCOLE SAN ESPRIT maßgebend sind – unabhängig davon, ob man diese nun wissenschaftlich erklären kann oder nicht.

Während der Heilertage in Frabertsham treffe ich viele beeindruckende Menschen, wie zum Beispiel Absolventen des ersten Kurses der Heilerschule. Da sind einmal Gundi und Frank, die beiden Pädagogen und Autoren zum Thema »Gewaltfreie Kommunikation«. Alles, was sie sagen, hat Hand und Fuß und zeugt von großem Praxiswissen, Intelligenz und kritischem Verstand. Dass ausgerechnet diese beiden, die sich in ähnlichen beruflichen Gefilden bewegen wie ich, sich sehr intensiv dem Geistigen Heilen widmen und ja gewissermaßen die ÉCOLE SAN ESPRIT mit zum Leben erweckten, fasziniert mich.

Später komme ich auch mit Kathrin ins Gespräch, die ebenfalls zur ersten Gruppe der Schüler gehört. Ihre Begeisterung für amazinGRA-CE ist geradezu umwerfend.

Ursprünglich beschäftigt sich die Zahnarzthelferin und Prophylaxe-Fachassistentin nie mit alternativen Heilwiesen. Das ändert sich als eines Tages ihr Pferd krank wird und schließlich durch einen Geistheiler gesundet. So beginnt bei Kathrin ein Umdenkprozess. In dieser Zeit beginnen Rückenschmerzen ihre Lebensqualität extrem zu mindern. Sie ist bei Fachärzten in Behandlung, bekommt Spritzen, wird eingerenkt und nimmt, um überhaupt weiter arbeiten zu können, permanent Schmerztabletten. Ganzheitliche Behandlungen wie Homöopathie und Akkupunktur helfen nur zeitweise, nicht dauerhaft.

Eines Tages sucht sie Neti auf. Das Ergebnis ist schon nach kürzester Zeit verblüffend. Begeistert erzählt Kathrin: »Und da weiß ich zum ersten Mal in meinem Leben, was es heißt, mit beiden Beinen fest auf dem Boden zu stehen. So ein Gefühl hatte ich noch nie zuvor!« Doch das war erst der Anfang. »Als ich, in Erwartung der üblichen Schmerzen, nach einer Stunde Behandlung meinen Oberkörper hebe, sind diese verschwunden und beim Blick in den Spiegel sehe ich, dass meine Schultern dort sind, wo sie hingehören. Ich hatte immer eine sehr schlechte Haltung. Und jetzt, nach einer Stunde, bin ich plötzlich gerade. Das kann ich zuerst gar nicht fassen. Am Rückweg muss ich sogar den Rückspiegel im Auto verstellen.«

Bei der nächsten Behandlung fragt Kathrin schließlich Neti, ob man diese Art der Heilung lernen kann, aber der finanzielle Einsatz für die Ausbildung übersteigt ihre Möglichkeiten. Doch ihr Vater, der selber von Neti auf schier unglaubliche Weise geheilt wurde, besteht darauf und unterstützt sie in ihrem Vorhaben. Während sie seine Geschichte erzählt, erinnere ich mich an die Bilder der Wirbelsäule, die Neti mir am Anfang meiner Ausbildung zeigt. Es sind die Aufnahmen von Kathrins Vater.

Hier der komplette Bericht über seine Erfahrung mit amazinGRACE im Wortlaut:
»Ich leide unter Kopfschmerzen und Ziehen in der rechten Hand, was sich bei Wetterumschwung deutlich verschlechtert, sowie unter Taubheit des linken Beines aufgrund eines Bandscheibenvorfalls im LWS Bereich. Auch die zwei Risikooperationen, mit anschließender Reha sowie Akupunktur, Magnetfeldtherapie und Physiotherapie, bringen keine Verbesserung. Schon bei der ersten Behandlung durch amazinGRACE lässt die Taubheit im linken Bein um circa vierzig Prozent nach. Das ist beim Gehen, gerade auf Kopfsteinpflaste , eine riesige Erleichterung. Jetzt hat sich der Zustand um achtzig Prozent gebessert. Wegen dieser guten Erfahrung lasse ich auch meine HWS behandeln. Nach einer Bandscheibenoperation beginnen die operierten Wirbel, sich aufzulösen. Dies führt zu Reizungen des Rückenmarks mit starken Schmerzen, gelinde gesagt eine Tortur. Schulmedizinisch steht mir nur noch die nächste Operation mit Knochentransplantation aus dem Becken zur Versteifung der Wirbel bevor, mit einem noch größeren Risiko. Nachdem ich auf Vorher/Nachher Röntgenbildern einen Knochenwiederaufbau eines Fußgelenkes durch amazinGRACE sehe, bekomme ich Hoffnung und will es erst einmal im Zentrum SAN ESPRIT versuchen.

Viermal gehe ich im Abstand von vier Wochen zur Heilsitzung. Die Beschwerden lassen dadurch nach, der Kopf wird beweglicher. Nach dem vierten Mal soll das Ergebnis mit einer Röntgenaufnahme überprüft werden. Meine Freude und Erleichterung sind riesig. Die Degeneration ist nicht weiter fortgeschritten, im Gegenteil. Auf den Aufnahmen ist ein deutlicher Knochenaufbau zu erkennen. Der Arzt sagt zu mir, dass ich nun keine Operation mehr brauche, denn die notwendige Stabilität ist wieder hergestellt. Für diese Heilung hat der

Arzt keine Erklärung, außer einem nicht überzeugenden Kommentar: ›Das kann schon mal vorkommen!‹ Soweit meine körperliche Wiederherstellung.

Seit längerer Zeit leide ich unter Bedrückung. Ich fühle meinen Brustkorb eingeschnürt, bin antriebs- und lustlos. Es mangelt mir an Lebensfreude. Ich höre von den Aura-Sitzungen im Zentrum SAN ESPRIT und fühle, dass ich das will, obwohl ich nicht weiß, was das ist. Meine »Aura«, was immer das auch ist, wird betrachtet. Während in mich hineingesehen wird, fühle ich die merkwürdigsten körperlichen Reaktionen: Die Hände werden schwer und wieder leicht, die Beine beginnen zu kribbeln, mein ganzer Körper fühlt sich leicht an, als könnte ich mühelos abheben. Dann wird etwas entdeckt – ein Trauma auf dem Brustkorb. Es heißt, ich wurde oder werde verkannt... was mir erst gar nichts sagt. Als wir tiefer forschen, kommt zum Vorschein, dass ich noch immer unter einer schlimmen Begebenheit in meinem Leben leide, die ich wohlweislich »ausblende«, obwohl man so etwas eigentlich gar nicht vergessen kann: Ich werde durch falsche Unterstellung aus meiner dreißigjährigen, verantwortlichen Position von heute auf morgen heraus gemobbt und verliere meine Arbeit, was zu einer anhaltenden Lebenskrise führt. Es ist ein Schlag, von dem ich mich nicht wieder erhole. Es nimmt mir den Boden unter den Füßen. Jegliche liebevolle Unterstützung meiner Familie und meiner Freunde kann mir nicht helfen.

Hier, vier Jahre später in der Aurasitzung, kann das gesehen und gelöst werden. Schon während der Auflösung kann ich fühlen, wie sich mein Brustkorb weitet und der Atem frei in mich hineinströmt, die Begebenheit löst sich auf, so als wäre sie nie geschehen. Ich fühle, wie der Grauschleier davongeht und mein Wesen wieder von Freude, Licht und Kraft durchflutet ist. Mein Glücksgefühl und meine Erleichterung sind unbeschreiblich. Als ich nach Hause komme, ist die Reaktion meiner Familie ein großes Erstaunen! Was passierte denn mit dir, heißt es und meine Tochter sagt zu mir, nun sei ich wieder ich selbst.

Manchmal denke ich mir, wo ich wohl jetzt wäre und wie es mir wohl jetzt ginge ohne diese Behandlungen. Wenn ich an den »normalen«

Krankheitsverlauf denke, wird mir angst und bange und ich bin erfüllt mit Dankbarkeit und Freude.«

Und so beginnt Kathrin die Ausbildung. Zunächst fühlt sie sich unwohl. Die anderen Kursteilnehmer sprechen über Dinge, von denen sie keine Ahnung hat. Kathrin hat das Gefühl, dass es ihr an Vorkenntnissen fehlt. Doch das soll sich schnell ändern: Schon bald genießt sie die intensive Arbeit, die Übungen und Einweihungen und erzielt einen Heilerfolg nach dem anderen.
»Während der Ausbildung kann ich förmlich zusehen, wie sich ein Wandel meiner Persönlichkeit vollzieht. Mein Selbstvertrauen wächst, ich habe Träume und Visionen. Während der Ausbildung erfahre ich, dass wir alle einen göttlichen Funken in uns haben. Wir verfügen über alles, was wir brauchen und müssen es nur selbst aktivieren. Ich habe plötzlich unendlichen Mut.«

Dieses und viele weitere Gespräche beeindrucken mich in diesen zwei Tagen sehr. Das einzige, was mir fehlt, ist ein persönlicher, wirklich einschneidender Heilerfolg. Ich sende zwar meinem Vater vor seiner Herzoperation, die dann gut verläuft, fortwährend Fernheil-Impulse, doch ich bin nicht überzeugt davon, dass diese eine entscheidende Rolle spielen. Was ich bis dahin noch immer nicht begreife ist, dass es gerade die scheinbar kleinen Ergebnisse sind, die man würdigen muss. Ich hingegen warte damals immer noch auf das eine, das große Heilwunder.

Und genau dieses geschieht dann tatsächlich. Endlich habe ich einen wirklich großartigen Heilerfolg. Wie jede Woche telefoniere ich mit meiner Mutter. Sie sagt mir, dass sie seit einiger Zeit rote Flecken im Gesicht hat und nun eine Gürtelrose diagnostiziert wurde. Ich verspreche ihr eine Fernbehandlung und konzentriere mich auf die Stelle im Gesicht, die meine Mutter nennt. Ich setze die Diagnoselöschung ein und sende regelmäßig Heilimpulse. Immer wieder muss ich dabei an die alte Dame in Parchim denken, die vor vielen Jahren meine Gürtelrose wegpustete. Es ist tatsächlich so, als stünde sie vor mir, während ich meiner Mutter die Impulse schicke. Als ich einige Tage später anrufe, um mich nach ihrem Befinden zu erkundigen, kann ich gar nicht glauben, was ich höre: Die Gürtelrose ist einfach verschwunden. Ich bin sprachlos!

Annette Müller:

Die damaligen Heilertage sind für mich ein traumhaftes Ereignis. Ich bin sehr beeindruckt von Pfarrer Fliege, den ich bis dorthin auch nur vom Fernsehen kannte. Und doch ist er es, dem ich in der Essenz meine Heilung verdanke. Denn nach meinem schweren Unfall sieht meine Mutter bei ihm eine Talk-Runde zum Thema Geistiges Heilen, und besteht darauf, dass ich es damit versuche.

Ich bin der Überzeugung, dass Pfarrer Fliege sich über die Jahre in seinem Schaffen zu weit hervorwagte. Er entscheidet sich dafür, gegen den Strom zu schwimmen. Hierbei übt er auf Menschen einen großen Einfluss aus und sorgt dafür, dass diese nicht mehr blindlings dem Ruf und den Vorgaben der Medien folgen. Ihn persönlich kennen und schätzen zu lernen, und dann verfolgen zu müssen, was für ein Bild in der Öffentlichkeit von ihm gezeichnet wird, erschüttert mich heute noch. Aber wie heißt es so schön? Je höher die Tanne, desto stärker der Wind, der in den Wipfeln pfeift! Die verschiedenen Angriffe auf seine Person verwundern mich also nicht im Geringsten. Sie passen zu der Gesellschaft, die uns krank und arm macht.

Die Wahrheit ist, dass die Öffentlichkeitsarbeit von Pfarrer Fliege eine enorme Segenskraft auf mein und das Leben zahlloser anderer hat. Und dafür bin ich ihm wirklich unendlich dankbar. Als ich bei den Heilertagen gemeinsam mit ihm von Zelt zu Zelt gehe, um ein paar Worte mit den Mitwirkenden zu wechseln, bemerke ich, wie er mit ihnen auf eine ganz besondere Weise in Kontakt tritt und jeden einzelnen tief berührt. Er ist ein wahrlich einzigartiger und besonderer Mensch.

DO UT DES zählt in der Zwischenzeit über dreitausend Besucher. Auf verschiedene Zelte verteilt, werden über hundert verschiedene

Programme angeboten. 2014 eröffnet der Obinger Bürgermeister die Veranstaltung, die Feuerwehr sichert die Straßen und regelt den Verkehr. Ein Familienzirkus gibt Vorstellungen und die Stars sind Natascha und Tamara, zwei wunderschöne Kamele, die uns mit ihren großen schwarzen Kulleraugen direkt ins Herz schauen und die Besucher in eine verzauberte Welt versetzen. Ich schaue und staune! Was ist daraus geworden! Meine Tochter schreibt eines Tages etwas in ihr Internet-Tagebuch, das all dies für mich zusammenfast: »Der Morgen, an dem ich aus dem Fenster sah und ein Zirkuszelt in meinem Garten stand...« – das Zirkuszelt im Garten beeindruckt sie offensichtlich mehr, als wenn ich Lahme wieder zum Gehen bringe oder Annette die Gürtelrose ihrer Mutter fernheilt. Oder ist es einfach deshalb, weil das Zirkuszelt seltener in unserem Garten steht?

18. Vergangenheit und Zukunft

Schon kurze Zeit nach den Heilertagen beginnt das nächste Modul.

»Stellt euch vor, auch ich hatte endlich einen Heilerfolg und das auch noch über Fernheilung«, platzt es aus mir heraus. Ich berichte von meiner Mutter und sage dann: »Ja, aber das ist dann auch schon alles.«
»Was heißt schon alles…«, sagt Neti begeistert, »das ist doch sensationell!« Dann möchte sie wissen, wie es den anderen erging.
Christiane berichtet, dass sie unter anderem ein Mädchen, das sich im Übermut selbst ein Bauchnabelpiercing stach, behandelte. Der Bauch war total entzündet und geschwollen. Sie legte ihre Hände auf und schon waren die Beschwerden fast verschwunden. Die Schwellung ließ bis zum nächsten Tag nach. Bei einem jungen Mann, der mit starken Beschwerden in der Schulter bei ihr war, wendete Christiane neben einer krankengymnastischen Behandlung auch amazinGRACE an. Der Mann spürte den Energiefluss und erfuhr eine deutliche Besserung. Von nun an wollte er von ihr auch zukünftig mit dieser Methode behandelt werden.

Angelika nahm sich einer Kollegin mit einer sehr starken Skoliose an. Ausführlich beschreibt sie uns die Beschwerden und den Zustand der jungen Frau. Sie wünscht sich Rat von Neti, wie sie in diesem schwierigen Fall am besten weiter verfahren soll.
»Du lässt dich total von der Diagnose beeindrucken. Begib dich nicht in die Schwingung des Esperenten, sondern hole ihn in die hohe Schwingung von amazinGRACE!«
Alle schweigen. Nach einer kurzen Pause fährt sie fort: »Behandle nicht die Diagnose, behandle den Menschen.« Nun fragt sie in die Runde, was wir in einem solchen Fall tun würden und wir diskutieren noch eine Weile über angebrachte Behandlungstechniken. Hierbei erinnere ich mich wieder an Zitas Worte: »Sieh den Menschen, der zu dir kommt, immer als vollkommenes und gesundes Geschöpf.«

Jetzt geht es weiter mit Unterrichtsstoff.
»Ach! Aura, mein Lieblingsthema. Auch das noch!«, stöhne ich, woraufhin alle in Gelächter ausbrechen.
»Euren Frohsinn kann ich ganz und gar nicht teilen«, maule ich und denke an das letzte Aurasehen, in meinem Fall Aura-Nicht-Sehen, als mir vor lauter Frust die Tränen kamen. Heute sollen wir lernen, die Elemente Feuer, Wasser, Luft und Erde in der Aura zu erkennen. Ich tue mich wieder einmal schwer. Ich bin frustriert darüber, dass meine Kolleginnen so vieles sehen, was mir versagt bleibt. Ich begreife damals noch immer nicht, dass meine Kopfsteuerung und der Ehrgeiz, etwas sehen zu müssen, hier einfach nicht funktionieren.
»Lass dich führen«, sagt Neti wieder. Aber, es gelingt mir nicht. Daraufhin empfiehlt Neti mir, meinen Körper als Pendel einzusetzen und dahin zu spüren, wohin mich mein Blick als Erstes führt. Ich bin im Glauben an meine Unfähigkeit jedoch so gefangen, dass ich meiner Intuition, die ich anschließend habe, nicht traue und sie somit auch nicht ausspreche. Stattdessen bleibe ich bei meiner Behauptung: »Ich Idiot sehe gar nichts! Aura ist einfach nicht mein Thema.« Doch dann sieht die nächste Schülerin am selben Objekt genau das, was auch ich vorher intuitiv wahrnehme. Ich staune nicht schlecht, behalte es aber für mich. Denn nachher kann jeder alles sagen und so will ich nun wirklich nicht dastehen. Und doch ist es für mich ein kleiner Hinweis, dass auch ich etwas in der Aura erkenne, selbst wenn ich es nicht sehe.

Am nächsten Tag beschäftigen wir uns mit der Therapieform der Metamorphose.
Neti gibt uns einen ersten Überblick: »Die Metamorphische Methode, begründet durch Gaston Saint-Pierre, geht davon aus, dass das Leben mit der Empfängnis beginnt und die vorgeburtliche Phase von der Entstehung der ersten Zelle an das Leben nach der Geburt beeinflusst. Das heißt, dass jede Zelle unseres Körpers auch die Erinnerung an Erfahrungen der vorgeburtlichen Phase – bis hin zur Empfängnis – enthält. Diese Energiemuster können dazu führen, dass die Lebensenergie nicht frei fließen kann und in diesen Mustern gefangen bleibt, was sich in verschiedenen Krankheiten oder emotionalen Problemen äußern kann.

Die vorgeburtliche Zeit, in welcher unsere Lebensmuster von der Empfängnis bis zur Geburt erstmals geprägt werden, spiegelt sich genau an jenen Stellen, wo sich auch die Wirbelsäulen-Refle punkte an Füßen, Händen und am Kopf befinden. Bei der Metamorphischen Methode berühren wir eben diese Reflexpunkte, um gezielt Einfluss auf die blockierenden Energiemuster aus der vorgeburtlichen Phase zu nehmen. In Verbindung mit der Heilenergie von amazinGRACE verstärkt das unsere Heilmöglichkeiten und -ergebnisse.«
Ich bin gespannt und muss das Ganze erst einmal auf mich wirken lassen. Ich denke nach: Damit würden wir also in der Lage sein, Traumata und Blockaden, die bei der Entstehung des Fötus im Mutterleib entstanden, aufzulösen und durch die Aussöhnung mit Mutter und Vater auf energetischer Ebene Informationen zum Zeitpunkt der Empfängnis zu verändern und damit sogar genetische Programmierungen zu beeinflussen.

Die daraufhin folgenden Übungen, welche wir paarweise machen, fordern all meine Konzentration. Bei der Zusammenführung von Mutter und Vater auf der energetischen Ebene haben dann sowohl ich als auch meine von mir behandelte Mitschülerin gleichzeitig eine sehr starke Wahrnehmung. Ich fühle so etwas wie einen kurzzeitigen Widerstand, was ich, ohne etwas zu sagen, von ihr umgehend auch bestätigt bekomme. Als meine Übungspartnerin dann mit mir arbeitet, bin ich den Tränen nahe, obgleich ich an diesem Tag doch eigentlich so gut gelaunt bin. Ich kann nicht ergründen, welche Energieblockaden da aus meiner vorgeburtlichen Phase vorhanden waren. Auch ob sie alle aufgelöst wurden, weiß ich nicht. Auf alle Fälle geht es mir danach ausgesprochen gut.

Angelika berichtet anschließend, als wir alle wieder zusammen sitzen, dass bei ihr die Post abgegangen sei. War ja klar, denke ich und zische zu ihr hinüber: »Streber!« Ihre Partnerin hatte während der gesamten Zeit Schmerzen, die sie aber aushalten wollte. Während Angelikas Behandlung entstanden bei ihr intensive Wahrnehmungen – insbesondere die sehr unterschiedliche Energie von Vater und Mutter – aufgrund derer sie sich nun vieles erklären kann.

»Auch bei mir tauchten dabei verschiedene Bilder auf, die mich an Auralesen erinnerten«, meint Angelika und fährt fort: »Wir kamen dann an einen Punkt, an dem sich die Blockaden auflösten. Danach fühlte sie sich großartig, wie erlöst.«

Katja wurde von Christiane behandelt. Sie erzählt: »Wir kehrten zum Zeitpunkt meiner Empfängnis zurück und ich bekam eine Affirmati on, die bewirken sollte, dass ich weiß, dass ich mir immer über die Reflexion meines eigenen Bewusstseins im Klaren bin. Während dieser Arbeit wurde mein linkes Bein, mit dem ich immer Schwierigkeiten gehabt hatte, schwer wie Blei. Ich spürte ganz genau, wie sich dort Blockaden auflösten. Und nach einer Stunde war mein Bein dann wieder frei. Nachher, als ich mein Spiegelbild ansah, konnte ich mich zum allerersten Mal in meinem Leben vollkommen akzeptieren und lieben.«

Nachdem alle von ihren Erfahrungen berichteten, brennt mir eine Frage auf der Zunge.
»Woher sollen wir wissen, wann welche Behandlungsmethode angebracht ist?
Neti gibt uns hierzu einige Hinweise und verweist auf unsere Intuition. Dann erwähnt sie, dass unter anderem der Hallux Valgus gut mit der Metamorphose-Methode behandelt werden kann. Ich wende diese Methode dann zwei Jahre später zum ersten Mal bei einer Freundin an, die genau unter diesem Problem leidet. Bereits nach der ersten Behandlung ist das Klopfen und Hämmern in ihrem Fußballen verschwunden. Auch ihre Zehen sind etwas gerader.

Inzwischen ist es Nachmittag. In Kürze findet eine weitere Kraftanbindung statt. Neti begibt sich in den uns allen bereits vertrauten Raum, um sich auf die Einweihungen vorzubereiten. Wieder lösen wir einander ab. Als ich an der Reihe bin, ist mir schon beim Betreten des Raumes so unglaublich heiß, dass ich am liebsten das Fenster aufreißen möchte. Ich schließe die Augen und habe das Gefühl, in einer riesigen Kathedrale zu sein. Netis Worte vibrieren irgendwo in meinem Inneren und sind nur noch Klang oder vielleicht auch Schwingung.

Als die Einweihung zu Ende ist, weiß ich nicht, ob nur ein kurzer Augenblick oder eine halbe Ewigkeit verging. Mein Zeitgefühl ist verschwunden. Darüber denke ich noch lange nach und habe einen kurzen Moment lang sogar die Idee, dass es Zeit vielleicht gar nicht gibt – dass Zeit nur Illusion ist.

Als wir wieder am großen Tisch sitzen, sprechen wir darüber, welche neuen Möglichkeiten uns diese weitere Kraftanbindung für die Heilarbeit und unser eigenes Leben geben würde. Eine davon ist die Fähigkeit, energetisch in den zu behandelnden Körper hineinzugehen. Ich erinnere mich an einen im Internettagebuch der Schüler veröffentlichten Erlebnisbericht von Frank, den ich auf den Heilertagen kennenlernte. Er legte seiner Frau, die über Bauchweh klagte, die Hände auf die schmerzende Stelle und sah dabei ihre Bauchspeicheldrüse. »Ich konnte auf der energetischen Ebene in Gundis Körper hineinfassen und die Bauchspeicheldrüse direkt heilen, indem ich sie in meine Hände nahm. Nach dieser Heilsitzung ging es meiner Frau gleich viel besser.«

Nachdem wir die Techniken für diese Heilmethode erörterten, sind wir auch schon an der Arbeit. Dies wieder jeweils zu zweit mit der Vorgabe, es gegenseitig auszuprobieren – ganz so wir es gewohnt sind. Als ich das Gelernte ausprobiere, spüre ich tatsächlich, dass meine Hand, die ganz entspannt auf dem Bauch meiner Partnerin liegt, sich nach unten bewegt. Da erschrecke ich so sehr, dass ich sie, wie von einer glühenden Herdplatte, sofort zurückziehe.

»Jetzt übernehmt ihr das Kommando über eure Existenz und euren Lebensweg«, sagt Neti im Brustton der Überzeugung am nächsten Morgen. »Ihr habt jetzt auch die Fähigkeit zur bewussten Umgestaltung eurer und der Zukunft von Esperenten – natürlich ausschließlich in Übereinstimmung mit deren Lebensplänen.« Um uns zu verdeutlichen, wie wichtig es ist, Visionen oder Wünsche sehr genau und auch positiv zu formulieren, erzählt Neti eine kleine Geschichte aus Indien: »Der Gott des Todes verspricht einem jungen Mädchen, ihr einen einzigen Wunsch zu erfüllen, egal was es sei. Nun muss sie sehr gut darüber nachdenken, wie es seine wichtigsten Herzenswünsche – drei an der Zahl – so formuliert, dass diese, und zwar alle, mit einer einzigen Wunschäußerung in Erfüllung gehen. So sagt sie ›Ich wünsche mir, dass meine Eltern sehen, wie ich und meine Kinder täglich von einem anderen goldenen Teller essen‹ Dafür muss der Gott des Todes ihren Ehemann zum Leben erwecken, denn er war schon tot. Außerdem muss er ihrer Mutter das Augenlicht geben, denn sie war blind. Zudem muss er dem Mädchen auch Wohlstand schenken, denn es war arm.

Nun ist es unsere konkrete Aufgabe, für uns die ideale Welt zu kreieren und daraus abzuleiten, wie der ideale Alltag in dieser Lebensvision aussehen soll. Es geht also darum, eine konkrete Handlung für alle in der Vision repräsentierten Wünsche zu finden: Ähnlich, wie es das Mädchen in der indischen Geschichte tat. Ich wende mich sofort der Aufgabe zu. Jetzt kann ich endlich mal meiner Fantasie freien Lauf lassen und meine ideale Welt kreieren. Aber, es fällt mir nichts ein. Da sehe ich plötzlich meine Gegenwart vor mir, die unverändert aus viel zu viel Arbeit, Reisen und ständiger Existenzangst besteht und weiß sofort, was ich nicht mehr will. Das einzige, das mir in diesem Moment immer und immer wieder in den Sinn kommt, ist der Wunsch nach einer Auszeit: Ruhe und Zeit, die ich mit meinen Kindern verbringen oder auch zum Lesen der vielen interessanten Bücher, die unberührt in meinem Regal stehen, nutzen kann.

Da fast alle schon mit ihren Visionen fertig sind, formuliere ich schließlich eben diesen Wunsch. Dummerweise vergesse ich, im Nachhinein betrachtet, bei der Programmierung die genaue Vorstellung und Finanzierung dieses von mir visualisierten, unbeschwerten Lebens.

Annette Müller:

Es ist für mich unglaublich faszinierend, dass wir alleine durch unsere Berührung verschiedenste Arten von Schmerzen und Problemen beseitigen können: Kopfschmerzen und Migräne lösen sich in Luft auf. Hautausschläge wie Gürtelrosen, Nesselsucht und Neurodermitis verschwinden. Menschen können wieder schlafen und laufen. Babys hören auf zu schreien und sogar bei Krebs und anderen fatalen Erkrankungen sind Erfolge möglich. Aber dass wir sozusagen mit unseren Esperenten zurückreisen, um genetische Information oder auch Lebenspläne im Moment ihrer Empfängnis zu verändern, das fällt sogar mir ab und zu richtig schwer auszusprechen.

Im Grunde genommen funktioniert Heilung schnell, leicht und einfach. Doch manchmal gestaltet sie sich auch als zäh und schwierig. Wenn mein Wirken einmal nicht so anschlägt, wie ich es gewohnt bin, brauche ich also Techniken und Methoden, um auf andere Weise den Widerstand, der einer Heilung im Weg steht, zu lösen. Dies kann über SKY geschehen, einer Technik zur Auflösung emotionaler Blockaden im Bereich des Unterbewusstseins. Eine weitere Möglichkeit ist, dass der Ursprung der Schwierigkeiten noch weiter zurückliegt: In der vorgeburtlichen Phase oder auch im Lebensplan. Wobei letzterer meines Erachtens immer richtig und gut ist, obwohl er Menschen oft als leidvoll, schrecklich und nicht wünschenswert erscheint.

Zu der Zeit, als ich Yoga und Meditation unterrichtete und ein dementsprechendes Zentrum leitete, besuchte uns zu den gemeinsamen Abenden und zum Singen regelmäßig Pit, ein junger Mann. Er war an Kinderlähmung erkrankt und saß im Rollstuhl. Er hatte eine Stimme wie ein Engel und wenn er sang, leuchtete und strahlte sein Gesicht vor Freude. Pit war immer nett und freundlich – ich kannte ihn nur lächelnd. Er konnte nur noch seinen Kopf bewegen und mit der rechten Hand die Elektrik seines Rollstuhls steuern. Ansonsten brauchte er von morgens bis abends Betreuung – was für ein furchtbares, leidvolles Leben! Ich hatte großes Mitleid mit ihm, spürte aber sofort, dass dieses überhaupt nicht angebracht war. Ich fühlte sogar, dass es anmaßend war.

Pit in meinem Zentrum als Gast zu haben, war für mich ein ganz großes Geschenk. Er berührte mich mit seiner eigenen Form der Dankbarkeit und Glückseligkeit so tief, dass meine Probleme im Vergleich dazu dermaßen unwichtig erschienen, dass ich mich oft regelrecht schämte. Pits größter Wunsch war es, einmal in den Ashram nach Indien zu fahren, in dem ich Meditation und Yoga gelernt hatte. Und an Weihnachten war es dann soweit! Er verabschiedete sich von mir und wurde von seinem Fahrdienst die Treppen hinuntergetragen. Ich winkte ihm hinterher und das ist das Letzte, was ich von ihm sah. Er tauchte nie wieder auf.

Viele Monate später fuhr ich wieder einmal in den indischen Ashram. Ich saß in der Cafeteria, als sich ein älterer Mann im Rollstuhl zu mir gesellte. Wir unterhielten uns über alles Mögliche und dann kam ich auf die Idee ihn zu fragen, ob er Pit kennt. Ganz überrascht sagte er: »Ja aber natürlich, meinst du den jungen Deutschen mit der Kinderlähmung?« Ja, den meinte ich. Er erzählte mir daraufhin, dass Pit so glücklich gewesen war und gesungen hätte wie ein Engel. Direkt nach seiner Abreise war er dann noch in Indien sanft in seinem Rollstuhl entschlafen. Als ich das höre, überwältigten mich meine Gefühle. Intuitiv wurde mir bewusst, dass Pit seine Inkarnation abgeschlossen hatte. Das Karma war vorbei gewesen. Ich war der Überzeugung, dass er zu den weit entwickelten Seelen gehört hatte, die sich eine furchtbar leidvolle Existenz auswählen, um so rasch wie möglich das restliche schlechte Karma zu verbrennen.

Im Laufe der Jahre, insbesondere in der Arbeit mit dem Zurückgehen zum Zeitpunkt der Empfängnis, erlebten wir fast immer tiefe Erkenntnisse über die Freiwilligkeit von Lebensumständen und der Erschaffung eines ganz individuellen Körpers. Mit diesem Wissen Eigenverantwortung ohne jegliche Schuldzuweisung zu übernehmen, und dadurch nicht mehr in der Opferrolle zu sein, ist ein unbeschreiblich befreiendes Gefühl.

19. Ein großer Aufwand schmählich ist vertan

Zurück aus Frabertsham stürze ich mich wieder in meine Arbeit. Ich bin froh, viele Aufträge zu haben. Mein Terminkalender quillt vor Seminar-, Beratungs- und Präsentationsterminen über. Doch am nächsten Tag liege ich flach. Mein Rücken rebelliert. Ich liege eine Woche im Bett und kann mich kaum rühren. Als es mir wieder etwas besser geht, arbeite ich – alle Schmerzen ignorierend – einfach weiter. Häufig kann ich schon nach einer Stunde Bahnfahrt nicht mehr sitzen, laufe im Zug herum und versuche die ausgefallensten Sitzhaltungen, um einigermaßen »normal« an mein Ziel zu kommen. Irgendwann fällt mir alles schwer: das Sitzen, das Stehen, das Laufen. Und eines Tages ist es dann aus. Nichts geht mehr! Meine Schmerzen sind so stark, dass sie mir die Tränen in die Augen treiben.

Ich gehe zu einem befreundeten Arzt und jammere: »Ich kann es mir nicht leisten krank zu sein. Gib mir bitte eine Spritze, damit die Schmerzen weggehen!« Er schaut mich zweifelnd an, tut mir aber den Gefallen. Dennoch kann ich danach kaum mehr ins Auto meiner Tochter einsteigen. Ich bleibe zu Hause, weil ich mich ohnehin nicht mehr fortbewegen kann. Ich liege einfach nur noch im Bett und nehme starke Schmerzmittel. Ich sage alle Beratungstermine auf unbestimmte Zeit ab und bitte Kollegen, meine Klienten zu übernehmen.

Das ist für mich ein ungeheurer Schritt mit großen finanziellen Konsequenzen. Als selbständige Beraterin habe ich für das Erste keinerlei Einnahmen, aber weiterhin laufende Kosten. Dennoch, ich kann es selbst kaum glauben, fühle ich mich plötzlich befreit und erleichtert. Ich empfinde endlich einmal Ruhe. Trotz der peinigenden Schmerzen, die mich innerhalb der letzten zwei Wochen so sehr auszehren, dass ich sechs Kilo abnehme, habe ich jetzt etwas, das ich seit Jahren vermisse: Zeit zum Durchatmen. Trotzdem leide ich, weine viel und jammere wegen meines finanziellen Desasters, welches durch eine umfangreiche Forderung des Finanzamts ins Unermessliche wächst.

Alle Versuche Netis, mir über Fernheilung zu helfen, scheinen nicht zu helfen.
»Komm am besten her!«, sagt sie schließlich am Telefon. Und tatsächlich fliege ich dann auch am Ende des Monats nach Bayern, weil ohnehin das nächste Seminarwochenende ansteht. Hierfür nehme in Kauf, mich mit großen Mengen von starken Schmerzmitteln zu betäuben, denn ich bin ja felsenfest davon überzeugt, gesund zurückzukehren und wieder arbeiten zu können.

Neti und die anderen behandeln mich mit aller möglichen Intensität. Sobald die Hände aufgelegt werden, geht es mir gut, doch schon kurz nachher beginnen mein Rücken und mein rechtes Bein wieder zu revoltieren. Im Liegen, denn sitzen kann ich noch immer nicht, nehme ich am Seminar teil. In jeder freien Minute werde ich behandelt. Doch immer dasselbe: Die Wirkung hält einfach nicht an. Im Rahmen der vertiefenden Auraarbeit, insbesondere im Zusammenhang mit dem Erkennen verlorener Seelenanteile, Traumata und Fremdenergien erhalte ich eine umfangreiche Sitzung. Was sich mir hier erschließt, ist unglaublich. Nicht nur Neti, sondern auch Ulrike sehen Dinge, die mir zwar bekannt sind, welche die beiden aber unmöglich wissen können. Hier erkenne ich, was ich bis jetzt alles an Müll mit mir herumschleppe und wie das mein Leben extrem belastet und beeinflusst. Nach der Sitzung fühlte ich mich viel besser. Ich lege mich dann auch gleich ins Bett, doch am nächsten Tag sind die Schmerzen wieder da. Was hat das zu bedeuten? Ich gebe mir enttäuscht selbst die Antwort: »Es funktioniert nicht! Diese Geistheilerei – alles Quatsch!« Ich bin verwirrt: Immerhin lege ich hie und da selbst erfolgreich meine Hände auf und es gibt einfach zu viele Menschen, denen sowohl Neti als auch Schüler und Absolventen der ÉCOLE SAN ESPRIT helfen können. Es muss einen Grund geben, dass die Behandlungen bei mir immer nur für kurze Zeit helfen.

Als ich mich am nächsten Morgen auf einen Stuhl im Esszimmer setze, sind die Schmerzen im Rücken und Bein so stark, dass es mir die Tränen in die Augen treibt. Wieder behandelt mich die ganze Schülergruppe einschließlich Zita und Neti. Während sich die anderen dem Unterricht widmen, bleibe ich auf meiner Liege. Voller Schmerz dämmere ich vor mich hin und hoffe, dass mein Gehirn wenigstens einen kleinen Teil der Ausführungen aufnimmt.

Am Nachmittag nehme ich an einer geführten Meditation teil, mittels derer wir auf eine Ebene gelangen sollen, auf der wir die Hilfe von Heilern, Gott, Geistwesen oder Heiligen erhalten. Das ist für mich sehr schwer vorstellbar, aber ich lasse mich darauf ein. Während alle anderen auf Stühlen in einem Kreis um Neti sitzen, liege ich, weil ich nicht sitzen kann, mit schmerzverzerrtem Gesicht auf dem Boden. Wir beginnen mit der Meditation und ich lasse mich auf diese Ebene führen. Für einen kurzen Moment habe ich die alte Dame aus Parchim, die mich vor vielen Jahren von meiner Gürtelrose befreite, vor Augen, die mir zulächelt und dann wieder verschwindet. Für mich ist der Ausflug in diese andere Dimension von kurzer Dauer, während viele aus der Gruppe das ganz anders empfinden. Katja zum Beispiel hört gar nicht auf zu erzählen, was sie alles erlebte und wen sie alles traf. Sie und einige andere scheinen Stunden auf dieser Ebene verweilt zu haben, während es bei mir nur Sekunden waren. Wieder kommt es mir in den Sinn, dass Zeit wirklich nur Illusion sein könnte, obgleich sie eigentlich messbar ist. Und vielleicht existiert ja auch alles parallel, gleichzeitig oder in einer, für unser begrenztes Denken nicht fassbaren, Dimension. Wie auch immer, was für mich auf alle Fälle fassbar und spürbar ist, sind meine Schmerzen, die mich auch daran hindern, an den folgenden Übungen teilzunehmen.

Der Rückflug von München nach Berlin ist eine einzige Tortur. Ich weine unentwegt und ich kann mein Stöhnen nicht mehr unterdrücken. Als ich in Berlin im Taxi sitze, ist es endgültig soweit: Ich kann nicht mehr! Ich schluchze so sehr, dass der Taxifahrer mich am liebsten in ein Krankenhaus bringen will. Ich lasse mich aber nach Hause fahren und lege mich jammernd und heulend ins Bett. Was ist nur los? Es muss doch einen Grund geben, warum die intensiven Behandlungen in Frabertsham bei mir nicht wirken. Neti und ich telefonieren oft miteinander. Sie versichert mir, weiter Impulse über Fernheilung zu senden. Ständig denke ich über die Wirksamkeit der Geistheilung nach. Es gibt so viele Erfolgsgeschichten und so vielen Menschen wurde schon geholfen. Warum funktioniert es denn nur nicht bei mir?

Meine Zweifel und mein Misstrauen nehmen täglich zu. Als mir mein Arzt nach einem MRT sagt, dass ich operiert werden muss, bin ich so verzweifelt, dass ich erst einmal all mein Vertrauen in die Kraft des Geistigen Heilens verliere. Ich beschließe in Frabertsham anrufen und Neti zu sagen, dass ich die Ausbildung und am besten auch gleich unseren Kontakt abbreche. Schluss mit amazinGRACE! Schluss mit SAN ESPRIT! Ich bin unglaublich wütend und verzweifelt. Diese Krankheit ist mein Ruin, denke ich, und ausgerechnet Neti mit ihrer ach so viel zitierten Kraft kann mir nicht helfen. Und dafür reise ich ständig nach Frabertsham, opfere mein Geld und meine Zeit…

Die Worte Mephistos aus meinem Lieblingswerk »Faust« ertönen in meinem Kopf: »Ein großer Aufwand schmählich ist vertan.«

Annette Müller:

Wenn ich eines nicht leiden kann, dann ist es von Therapeuten oder Heilern, wenn eine gewünschte Heilung nicht eintritt, den Spruch zu hören: »Ja, da musst – du, er, sie – halt noch etwas lernen.« Das klingt für mich überheblich und schulmeisterlich. So etwas braucht es nicht. Denn eines ist logisch: Wer an sich selbst Raubbau betreibt und nicht auf die Signale seines Körpers achtet, der erntet auch die Früchte dieser Handlungen. Dann von Heilern Magie und Zauberei zu erwarten, damit sind wir überfordert. Wir können heilen, aber nicht zaubern – obwohl viele der Genesungen wie Magie erscheinen. Doch unsere Kräfte haben Grenzen. Auch der beste Heiler kann nicht verhindern, dass der Daumen schmerzt, wenn man mit einem Hammer auf ihn schlägt.

Annette erwartete sich am Beginn von der Heilkraft das Gleiche, wie von dem Arzt, den sie um eine Injektion bat, um weiter arbeiten zu können. Manchmal funktioniert Heilung auch fast wie eine Schmerz-

spritze. Und doch müssen auch die Ursachen für die Beschwerden aufhören. Ich sage hier ganz bewusst nicht, dass sie beseitigt werden müssen. Denn oft muss man etwas gar nicht beseitigen, sondern einfach nur damit aufhören, das Falsche zu tun: Das Falsche zu essen, das Falsche zu trinken, das Falsche anzusehen, das Falsche zu lesen, das Falsche zu hören, die falschen Freunde zu treffen und die falschen Entscheidungen zu treffen. Wer falsch lebt, kann kein richtiges Ergebnis erwarten.

20. Und die Erde dreht sich weiter

Doch momentan quälen mich noch ganz andere Probleme als Neti und SAN ESPRIT. Mein Geld ist verbraucht und die nächste Mietzahlung steht an. Als ich meine Vermieterin um Verständnis bitte, erhalte ich eine E-Mail, in der sie mir zwar baldige Genesung wünscht, aber mir auch klar macht, dass sie auf meine Situation keine Rücksicht nehmen kann. »Dienst ist Dienst und Schnaps ist Schnaps«, schreibt sie. Wie rührend, denke ich. Allerdings verstehe ich sie. Schließlich hat auch sie ihre Kosten zu decken.

Langsam wird meine Situation immer aussichtsloser. Die Miete, das Finanzamt, Versicherungen, Telefonkosten: Plötzlich kommen aus allen Ecken Forderungen. In meiner Verzweiflung wage ich noch einen letzten Versuch mit amazinGRACE und lege die Situation in die Hände der Gnade Gottes. Dann schleppe ich mich zu meiner Bank, die mir nach langem Hin und Her einen Kontokurrent-Kredit gewährt. Im Gegenzug hinterlege ich meine Lebensversicherung als Sicherheit. Damit kann ich jetzt zumindest einen geringen Teil dessen, was ich dem Finanzamt schuldig bin, bezahlen. Und obwohl mir die zuständige Dame des Amts in den letzten Wochen mehrmals mitteilte, dass sie mir keine Stundung gewähren kann, tut sie das nun doch. Das wundert mich, denn bei meinem letzten Besuch warf sie mir noch vor, der Allgemeinheit meine schuldigen Steuern zu entziehen.

So weit, so gut – doch wie soll ich jetzt die ausstehenden Raten zahlen? Ich telefoniere mit Freunden und schildere meine Situation. Ich erwarte konstruktive Ratschläge, hilfreiche Ideen oder einfachen Zuspruch. Was ich aber bekomme ist ganz etwas anderes: Ich erhalte Darlehen. Sie borgen mir tatsächlich Geld. Und ich erhalte so viel, dass ich meine Miete sowie alle anderen anfallenden Fixkosten für mehrere Monate zahlen kann. Dies gibt mir vorerst die Sicherheit und die Ruhe, die ich für meine Genesung brauche.

Langsam verbessert sich mein gesundheitlicher Zustand. Meine Schmerzen lassen nach. Doch das Thema Operation steht nach wie vor im Raum. Ich wehre mich mit Händen und Füßen. Und wieder habe ich unglaubliches Glück! Mein Orthopäde vermittelt mir den Kontakt zum Chefarzt der Neurochirurgischen Universitätsklinik Berlin, bei dem ich – obwohl ich nicht privat krankenversichert bin – tatsächlich sofort einen Termin bekomme. Diese Sprechstunde werde ich nie vergessen. Der relativ junge Professor entspricht so gar nicht dem, was ich erwarte. Ich bin mir sicher, einem operationslustigen Schulmediziner zu begegnen, der sich meine Befunde oberflächig anschaut und mich zum nächstmöglichen Termin einweist. Doch nach einem ausführlichen Gespräch sagt er: »So wie Sie jetzt auf mich wirken, lehne ich eine Operation ab.« Dann sieht er sich meine mitgebrachten Röntgen- und MRT-Aufnahmen gründlich an und erklärt mir, dass es schon erstaunlich sei, dass ich bei dieser Diagnose noch so fröhlich vor ihm sitzen würde. Er erklärt mir alles geduldig und schickt mich tatsächlich nach Hause. Ich schwebe förmlich aus dem Krankenhaus und danke Gott für all die Fügungen der letzten Zeit.

Ich genieße es sehr, meine Tage nicht straff strukturieren zu müssen und außer Therapie- und Behandlungsterminen keinerlei Verpflich tungen zu haben. Ich nutze die viele Zeit, die ich habe, für meine Töchter, zum Lesen und Telefonieren mit alten Freunden und Bekannten. Ich befasse mich mit Themen, die mich im Zusammenhang mit der Geistigen Heilung interessieren, oder denke einfach nur nach. Arbeitsfähig bin ich noch lange nicht. Ich kann immer noch nicht längere Zeit ohne Schmerzen sitzen oder stehen. So liege ich – Bücher um mich herum und das Notebook auf meinem Bauch – im Bett oder mache kurze Spaziergänge, denn Liegen und Gehen kann ich schmerzfrei. An den geplanten Anruf bei Neti denke ich nicht mehr. Stattdessen gehe ich zum Shiatsu und zu einem Osteopathen. Außerdem mache ich Meditationen und Selbstheilungsrituale, die ich bei Neti lernte. Dann erhalte ich die Genehmigung für eine ambulante Rehabilitation. Als ich mit dieser beginne, geht es mir bereits so gut, dass die mich dort behandelnde Ärztin das als ein Wunder bezeichnet. Alles in allem bin ich ein anderer Mensch. Und ich erkenne: Obwohl ich der Welt monatelang nichts bieten kann, dreht sie sich doch weiter – auch ohne mich. Wer hätte das gedacht?

Als ich lange Zeit später an einem Modul der nächsten Ausbildungsgruppe teilnehme und wir uns wieder mit Wünschen für die Zukunft befassen, frage ich Neti: »Sag einmal, kannst du dich eigentlich noch daran erinnern, was ich mir seinerzeit an dieser Stelle gewünscht habe?« Sie blickt mich über den Rand ihrer Notizblätter an und grinst: »Eine Auszeit.«

Annette Müller:

Die meisten unserer Wünsche entstehen aus einem Defizit. Was verbirgt sich hinter der Sehnsucht nach einer Auszeit? Der Wunsch Bücher zu lesen, Ruhe zu haben, dem Stress und der Hetze zu entkommen sowie Dinge zu tun, weil man sie tun will und nicht weil man sie tun muss. Mich beschleicht ganz oft der Verdacht, dass Menschen unterbewusst krank werden, damit sie die Möglichkeit haben als Entschuldigung zu sagen: »Ich kann nicht!«, anstelle von: »Ich will nicht!« Sie wünschen sich, aus dem System auszubrechen, ohne sich schuldig zu machen: Wenn ich einfach nicht mehr kann, dann kann ich auch nichts dafür, dass ich nicht mehr kann. Wenn ich aber einfach nicht mehr will, dann machen mir alle möglichen Leute um mich herum Vorwürfe. Und ich mir auch.

Eine gute Übung, um diesen Mechanismus bei sich selbst zu überprüfen, ist jedes »Ich muss« konsequent mit einem ganz bewussten »Ich will« zu ersetzen. Für mich ist es zum Beispiel ein ganz großer Unterschied, ob ich diese Zeilen nun schreiben muss, oder ob ich sie schreiben will – ob ich nun schlafen gehen muss, oder ob ich schlafen gehen will. Und es fühlt sich ganz anders an, ob ich mit einer bestimmten Person reden muss, oder eben mit ihr reden will. Wenn man sich erst einmal daran gewöhnt hat, das Müssen durch Wollen zu ersetzen, dann wird man viel weniger Dinge tun, die man eigentlich tun »müsste«. Man wird freier, selbstbestimmter und ist nicht mehr Opfer von Manipulationsversuchen.

Es gibt einen weisen Spruch von Voltaire: »In der ersten Hälfte unseres Lebens opfern wir die Gesundheit um Geld zu verdienen und in der zweiten Hälfte opfern wir das Geld, um diese wieder herzustellen.« Wie wahr! Es setzt allerdings auch voraus, dass wir das Geld dazu dann auch noch haben. Aus eigener Erfahrung passe ich auf meine Gesundheit auf. Ich versuche sie so weit wie möglich zu pflegen und keinen Raubbau an ihr zu betreiben. Ich kann jedem nur aus ganzem Herzen empfehlen, sich nicht ausschließlich auf Geistheilung zu verlassen, sondern Gesundheit auch bewusst zu erhalten und Krankheiten keinen Boden zu bereiten, auf dem sie wachsen und gedeihen können.

21. Asche und Karma

Im April fühle ich mich schon wieder fit genug, um mit voller Kraft am nächsten Ausbildungsmodul teilzunehmen. Ich buche einen Flug und kündige mein Kommen in Frabertsham an.

Besonders auf dieses Wochenende freue ich mich, da wir dieses Mal eine fortgeschrittene amazinGRACE Einweihung erhalten sollen. Diese erlaubt es uns, die Verbindung zu einer Kraft herzustellen, mit der wir energetische Impulse aus der Urquelle der Schöpfung nutzen können – SPANDA. Damit sollte dann auch ich in der Lage sein, mit meinen Esperenten das zu vollbringen, was Neti mit mir im ersten Modul machte. Enthusiastisch packe ich meinen Koffer und bin in Gedanken bereits in Frabertsham.

Meine Tochter Anna bringt mich zum Flugplatz. Doch dort treffen wir auf absolutes Chaos. Die Vulkanaschewolke aus Island, die seit einigen Tagen in der Welt herumgeistert, ist nun auch bei uns angekommen. Alle Flüge sind an diesem Tag ersatzlos gestrichen. Auch morgen gibt es keinen Flugverkehr. So muss ich zuhause bleiben. Enttäuscht und traurig rufe ich Neti an. Sie tröstet mich und verspricht mir, mich vor Beginn des nächsten Moduls in das Versäumte einzuweihen.

Als es endlich soweit ist, hat Anna ein paar Tage Urlaub. So beschließen wir, mit ihrem Auto gemeinsam nach Frabertsham zu fahren. Auf dem Weg dorthin machen wir kurz noch einen Abstecher zu meinen Eltern. In Frabertsham angekommen, unterrichtet mich Neti in SPANDA und erzählt mir von den tollen Erfolgen, die die anderen Schülerinnen erzielten, als sie das letzte Mal alle gemeinsam, nach der mir noch bevorstehenden Kraftanbindung, im Seniorenheim des Ortes waren. Mit ihrer neuen großen Kraft erzielten sie bei den Pfle gebedürftigen wahrlich beeindruckende Ergebnisse.
»Das hättest du wirklich erleben müssen, Annette. Du musst sie nachher unbedingt einmal danach fragen.«

Im Zusammenhang mit dieser neuen Kraftanbindung hat das Karma wieder eine zentrale Bedeutung. Neti und ich unterhalten uns ausführlich darüber. Sie erklärt mir, dass Karma ein Sanskritbegriff für »Handlung« oder »Tat« sei.

»Jede physische oder geistige Handlung ist Karma. Es ist somit die Summe unserer Handlungen aus dem gegenwärtigen und den früheren Leben und somit das Ergebnis von Handlungen, auch von gedachten.« Oh je, wie oft wünsche ich in Gedanken Leute zum Teufel, denke ich mir. Was für ein mieses Karma ich wohl haben muss?

»Karma ist Ursache und Wirkung zugleich – ähnlich Samen und Pflanze, wo der Samen die Ursache für das Wachsen der Pflanze und diese sogleich Ursache für das Entstehen von Samen ist. Der ewige Kreislauf von Ursache und Wirkung – ein grundlegendes Lebensgesetz, welches überall und immer wirkt.«

Ich denke über etwas nach, das mich oft beschäftigt: Was war nun wohl zuerst da, die Henne oder das Ei? Der Baum oder der Samen? Das Wort oder die Tat? Oder gibt es kein »zuerst«? Ist der Kreislauf der Welt in seinem Entstehen, Untergehen und ständigen Neuerschaffung vielleicht doch ohne Anfang und ohne Ende, ein ewiger Kreislauf eben? Waren Ursache und Wirkung vielleicht gänzlich unabhängig von unserem Verständnis der zeitlichen Abläufe? Und gibt es Dualität und Karma nur bei uns? Gibt es andere Welten und Realitäten? Woher kommt Karma überhaupt und wie entkommen wir ihm?

»Es ist möglich, Karma durch die Kraft der Gnade zu löschen. Gnade steht über allem, Gnade kann alles verändern. Die Heilkraft ist schneller als Licht. Deshalb kann diese Art von Heilung schneller als Lichtgeschwindigkeit geschehen, ohne jegliche zeitliche Verzögerung und ohne räumliche Begrenzung. Löse dich von allen Begrenzungen – von dir selbst oder durch andere geschaffen. Es ist dein Geburtsrecht. Alle Menschen sind in der Lage, die göttliche Ordnung in sich selbst und sich selbst als Kind Gottes zu erfahren. Gott wohnt in dir. Als Heiler repräsentierst du Gott. Es gibt keine Zeit und keinen Raum.« An meinem fragenden Gesicht liest Neti Zweifel ab.

Sie fährt fort: »Die heilende Kraft ist die Gnadenkraft Gottes, nicht unsere eigene persönliche Kraft. Gott heilt. Je mehr und je öfter du mit dieser Kraft arbeitest, umso stärker wird sie in dir.«

Im zwölften Jahrhundert befasste sich die große Heilerin des Mittelalters – Hildegard von Bingen – in ihren Schriften und Disputen mit dem Göttlichen im Menschen. Begeistert lese ich in den letzten Wochen Bücher zu diesem Thema. Sie sah – für ihre Zeit völlig untypisch – den Menschen als Gott in der Welt, wenn er eins mit Gott und der Schöpfung war. Dieses Eins sein kann auch ein anderer Ausdruck für Erleuchtung sein. Den alten indischen Schriften nach tritt diese Erleuchtung dann ein, wenn sich die Schlangenkraft mit der kosmischen Seele – also mit Gott – vereint. Diese fernöstlichen Lehren waren europäischen Geistlichen bereits im Mittelalter bekannt.

Neti erklärt mir im Weiteren, dass spezielle Teile des Karmas im Zentralkanal der Wirbelsäule eingelagert sind und ein Großteil des gesamten Karmas durch sie gelöst werden kann. In meinem Kopf dröhnt es inzwischen. All dies erfordert auch eine komplett andere Dimension des Denkens. Ich schaue lange aus dem Fenster. Und nun soll ich also tatsächlich die Gabe erhalten, Karma auf tieferen Ebenen aufzulösen.

Auch diese Einweihung ist wieder ein Erlebnis der ganz besonderen Art. Sie holt in mir ein Urvertrauen zurück, welches ich noch nie so tief empfand.

Annette Müller:

Viele Menschen benutzen das Wort Karma ohne zu wissen, was damit gemeint ist. Ich höre immer wieder, dass Karma ein anderes Wort für Schicksal ist oder für dramatische Verbindungen in Beziehungen steht – sogar Karma als Strafe für Sündenfälle ist mir geläufig. In Wahrheit stammt das Wort Karma aus der Sanskrit Sprache und bedeutet an sich nur Handlung. In diesem Begriff sind allerdings verschiedene

Aspekte von Handlung vereint. Die Handlung als Tat samt ihrer Wirkung – sowie deren Wirkung als Ursache für erneute Handlung und entsprechende Wirkung. Vereinfacht könnte man sagen: »Du erntest, was du säst.« Doch ganz so einfach ist das nun auch wieder nicht.

Die Karma Lehre genau zu beleuchten, ist unglaublich spannend. Dadurch ergibt für mich alles einen Sinn. Oft fühle ich mich in den Kursen in eine Zeit versetzt, wo Philosophen Pfeife rauchend vor einem prasselnden Kaminfeuer saßen und Thesen über Sinn und Sinnlosigkeit, die Allwissenheit Gottes, die wahre Natur des Menschen und die Wirkung menschlichen Tuns auf die Geschichte diskutierten. Fragen über Fragen: Ist alles vorbestimmt? Haben wir einen freien Willen? Wenn ja, wie weit reicht er? Und falls nicht, warum dann überhaupt etwas tun? Gibt es Gut und Böse, oder ist es erst unser Urteil, das Gutes gut macht und Böses böse? Und wenn wir sterben, ist dann die Welt ohne uns oder sind wir ohne die Welt?

Es gibt drei unterschiedliche Arten von Karma. Karma Nr. 1 ist die Summe aller Handlungen, die Taten an sich. Nr. 2 ist das, was wir jetzt als Schicksal erfahren und sich auf die Handlungen der Vergangenheit begründet. Und Nr. 3 ist das, was wir im Hier und Jetzt erschaffen und in der Zukunft ernten. Laut der vedischen Lehre ist die Gesamtsumme all dieses Karmas als Information gespeichert. Der Speicher befindet sich im subtilen Zentralkanal der Wirbelsäule. Mit dem SPANDA Impuls – also der Kraft der Gnade, die uns zur Verfügung steht – sind wir in der Lage, Teile dieses subtilen Speichers in der Wirbelsäule zu löschen. Dieser spezielle SPANDA Impuls ist eine Schwingungsenergie, die aus der Quelle der Schöpfung entspringt. Sie trägt die Information der Vollkommenheit in sich und überträgt diese Information auf denjenigen, den wir heilen möchten. Dadurch kann sich das Schicksal von Menschen ändern. Und das tut es auch ganz oft.

22. Eine Frage der Haltung

Als ich nach meiner separaten Einweihung nach unten gehe, sind bereits die ersten Schülerinnen da. Alle sind der Meinung, dass ich sehr gut aussehe. »Nun ja, ich bin ja auch so richtig ausgeruht«, antworte ich, »und nun ist es an der Zeit, endlich mal wieder richtig zu arbeiten!«. Christiane sieht mich an und sagt dann in einem strengen Ton: »Du kapierst aber inzwischen hoffentlich, dass dich das Rennen im Hamsterrad kaputt macht.« Ich schaue sie an und nicke.

Nun fehlt nur noch Ulrike. Da die Zeit bereits fortgeschritten ist, machen wir uns langsam Sorgen um sie. Nach mehreren Versuchen erreiche ich Ulrike schließlich über ihr Mobiltelefon. Sie berichtet, dass sie einen Unfall hatte und ihr Schlüsselbein und der Oberarm gebrochen sind. Sie sollte gleich operiert werden, stimmte dem aber nicht zu. Das empfinde ich als unvernünftig, aber Ulrike muss schließlich selbst wissen, was sie tut. Da sie nicht in der Lage ist, mit dem Auto zu fahren, lässt sie sich hierher bringen.

Als wir alle im Seminarraum sind, begibt sich Anna vor den großen Spiegel und wird – wie ich seinerzeit zu Ausbildungsbeginn – gründlich abgetastet und vermessen. Neben einer leichten Skoliose und einem kleinen Beinlängenunterschied ist bei ihr insbesondere das Hohlkreuz auffällig.
»So, Anna, lege dich jetzt bitte auf die Liege. Und dann wird dir deine Mama einmal zeigen, was sie kann« Sowohl Anna als auch ich schauen Neti ungläubig an.
»Na, mach schon. Die Einweihung hierfür hast du ja jetzt.«
Verunsichert tue ich, worin ich im Vorfeld extra von Neti unterwiesen wurde. Als ich fertig bin, soll Anna wieder aufstehen. Es ist unglaublich: Ihr Beinlängenunterschied ist komplett ausgeglichen, die leichte Skoliose ist verschwunden und, was ich am bemerkenswertesten fin de, auch das Hohlkreuz. Wir sind beide erst einmal sprachlos. Dann umarmt mich meine Tochter und sagt: »Toll, Mama, danke!«

Im Anschluss fragt Neti Heike nach ihrem Rücken und ihrem Befin den.
»Alles bestens!«, antwortet sie.
»Na, dein Redeschwall ist ja wieder kaum zu bremsen, geht es nicht ein bisschen konkreter!«, sage ich, denn ich möchte auch gerne wissen, was es mit ihrem Rücken auf sich hat. Sie berichtet mir, dass alle nach der Einweihung im letzten Modul, ihre neue Kraft an ihr ausprobierten. Während der Behandlung hatte sie dann das Gefühl, dass ihr Rücken plötzlich weich wie Pudding war, sich veränderte und in ihrem Kreuzbein knackte es mehrmals laut. Nachher war ihr Morbus Scheuermann, eine Fehlbildung der Wirbelsäule, um 50% besser. Aber Heike hat noch mehr zu erzählen. In der Kindertagesstätte, in der sie tätig ist, fiel ihr bei einem einjährigen Jungen auf, dass dessen linkes Bein viel kürzer war, als das rechte.
»Ich schickte ihm also die entsprechenden Impulse und schon nach ein paar Sekunden waren beide Beine gleich lang. Ich bin immer wieder erstaunt, wie schnell das geht.«

Tanja berichtet von einer Dame, die in jungen Jahren mit ihrer Hüfte Probleme hatte. Sie wurde damals falsch behandelt und humpelte seit dem. Tanja wendet daraufhin SPANDA bei ihr an und nach einem kurzen Moment, konnte sie wieder normal gehen. Als die Dame nach Hause kam, konnte deren Mann gar nicht glauben, was er sah.

Ich interessiere mich noch für den stattgefundenen Ausflug in das Seniorenheim. Neti ruft begeistert: »Das war sensationell! Ward ihr bis dahin Fackelträger, so seid ihr jetzt Flammenwerfer.« Katja berichtet, dass sie die Kraft während der Heilsitzungen sehr intensiv spürte. Man konnte richtig zusehen, wie die Haltung der alten Menschen aufrechter wurde und wieder Leben in ihre Augen floss. Christiane spürte seit dem letzten Modul in ihrer täglichen Arbeit sehr deutlich, dass sie über eine stärkere Kraft verfügt. Im Seniorenheim kümmerte sie sich um einen Schlaganfallpatienten.
»Es war wirklich berührend, diese rasante Veränderung im Wesen, der Haltung, dem Gesicht und den Augen zu sehen. Das alles beeindruckte mich ungemein, weil ich genau weiß, dass dies normalerweise

unmöglich ist – alleine schon wegen der vielen Medikamente, die den Patienten gegeben werden.«
Als ich all das höre, bedauere ich sehr, dass ich daran nicht beteiligt war. Doch dafür konnte ich ja diese neue, unglaubliche Kraft heute bei meiner Tochter einsetzen und das empfinde ich als ein wirklich großes Geschenk. Gerade die Wirkung von SPANDA verblüfft mich immer wieder aufs Neue. Lange Zeit nach der Ausbildung habe ich während des Besuches bei einer Freundin ein Erlebnis, das die Einzigartigkeit von SPANDA und amazinGRACE verdeutlicht.

Bei meiner Freundin war eine junge Frau zu Gast. Schon als sie hereinkam, sah ich, dass an ihr wirklich alles krumm und schief war. Auf den ersten Blick schien sie zwar aufrecht zu gehen, aber ihre Schultern waren stark nach vorne gebogen, vor allem die rechte schien völlig unförmig zu sein – das Ergebnis einer Verletzung. Auch der Beckenschiefstand und ein ziemlicher Beinlängenunterschied waren augenfällig. Zudem erfuhr ich, dass die junge Frau ständig Probleme mit ihrem Chef hatte und sich von ihm ausnutzen ließ. Sie fühlte sich ausgebrannt und müde. Meine Freundin schlug ihr vor, sich in meine Hände zu begeben. Doch sie konnte sich die Behandlung nicht leisten, so gern sie dies auch getan hätte. Da mich aber meine Freundin immer großzügig unterstützt hatte und mir sogar einen Behandlungsraum in ihrem Haus eingerichtet hatte, zögerte ich keine Sekunde, die Behandlung trotzdem zu übernehmen.

Kirsten, so hieß die junge Frau, war sehr dankbar für mein Angebot. Vom ersten Moment der Behandlung spürte sie Wärme und nach kurzer Zeit – ich hatte meine Hände gerade unter ihren Schultern – merkten wir beide, dass in ihren Gelenken etwas ruckelte. Die so sehr nach vorn gebogenen Schultern senkten sich auf meine Hände. Ich erschrak regelrecht. Nach einer halben Stunde beendete ich die Heilsitzung. Und es war wirklich unglaublich, was sich an Kirsten alles verändert hatte: Der Beckenschiefstand und der Beinlängenunterschied waren fast ausgeglichen – ein unglaublicher Unterschied zu vorher. Am deutlichsten sah man das Ergebnis jedoch an ihren Schultern. Sie konnte das alles gar nicht fassen. Auch meine Freundin fand das Erreichte unglaublich. Einige Zeit später telefonierte ich noch einmal mit Kirsten. Sie erzählte mir, dass es ihr großartig geht. Auch die Situation mit ihrem Chef war eine andere. Er ging inzwischen anders mit ihr um. Na da schau an, dachte ich, da war wohl auch eine innere Neuordnung passiert, die Kirsten offenbar so viel Selbstbewusstsein verliehen hatte, dass ihr Chef nun anders auf sie reagierte.

Annette Müller:

Denkart, Auffassung und Gesinnung drücken sich über die Haltung aus, insbesondere im Bereich des Rückgrats. Denken und Handeln prägen die innere Grundeinstellung und dies drückt sich direkt in der Haltung und jeder Art von Bewegung aus – das Innere wird nach außen getragen. Wenn sich jemand bei uns behandeln lässt, dann ändert sich sein Inneres. Und infolge passt sich das Äußere an das neue innere Bild an. Genau das ist auch der Grund, warum gerade ältere Menschen nach Heilsitzungen bis an die 20 Jahre jünger erscheinen. Esperenten schildern stets, dass sie enormen Ballast loswurden.

Auch ich stand nach der ersten an mir durchgeführten Heilsitzung von der Liege auf und fühlte mich viel leichter, im Sinne von un-be-schwer-ter. Die Schwere und die Be-schwer-den ließen deutlich nach und ich empfand mich ein ganz großes Stück freier. Mit jeder weiteren Sitzung nahm diese Freiheit zu.

Ein weiteres wichtiges Thema in Bezug auf eine freie Geisteshaltung ist die Angst. Über je mehr Wissen und Überblick wir verfügen, desto klarer erkennen wir Zusammenhänge und umso weniger Angst herrscht vor. Angst hat man immer vor dem Unbekannten. Die Krimis und Filme, die uns am meisten ängstigen, agieren mit dem Ungewissen. Alfred Hitchcock war zum Beispiel ein Meister darin, Spannung aufzubauen, indem er Bedrohungen erschuf und den Zuschauer durch gezieltes Vorenthalten von Information in der Spannung der Befürchtung oder Erwartung hielt.

Und dasselbe wird in unserer Gesellschaft auch gemacht. Wir erhalten ganz bestimmte Teile von Information, die uns Angst machen sollen. Dadurch wird unser Geist vernebelt und die Fähigkeit zum Denken erheblich eingeschränkt. Diesen Prozess der Gehirnchemie erklärt Annette ausführlich in ihrem Buch über die SKY Methode, die zur Auflösung emotionaler Blockaden dient. Nur wer sein Denken dazu benutzt, über den Tellerrand hinauszuschauen und es wagt, revolutionäre Gedanken zu denken, der wird die Evolution und die Entwicklung vorantreiben.

Kurz gesagt: Unser Bewusstsein beeinflusst das Bewusstsein anderer. Wenn sich Information manifestiert, entsteht gelebte und gefühlte Realität. Das wird an Kirstens Beispiel ganz deutlich. Annette beeinflusste sie mit ihrem erweiterten Bewusstsein. Bei Kirsten fand daraufhin eine Befreiung statt, die zur Folge hatte, dass sich auch ihr eigenes Bewusstsein erweiterte – erkennbar an ihrer veränderten, inneren und äußeren Haltung. Sofort verfügte sie über eine gänzlich andere Ausstrahlung und ihre Umgebung reagierte von nun an anders auf sie.

23. Wir versetzen Berge

Ulrike ist inzwischen angekommen und berichtet von ihrem Sturz und den Folgen. Das hört sich höchst dramatisch an. Ulrike ist sich aber sicher, dass ihr amazinGRACE weit mehr bringt als eine Operation und vertraut ganz auf die Gnade Gottes. Neti sagt dazu, dass sie sich nicht sicher ist, was sie an Ulrikes Stelle tun würde und bewundert ihr Vertrauen und ihre Konsequenz.

Natürlich hat nun Ulrikes Behandlung Vorrang. Wir alle arbeiteten gleichzeitig an ihr. Sie spürt unglaublich viel: Einmal ist ihre Schulter völlig kalt, dann ist ihr ganzer Körper wieder von Wärme durchflutet. Zwischenzeitlich ist ihr Arm dann auch tatsächlich bewegungsfähiger, aber diese Wirkung lässt nach einiger Zeit wieder nach. Und obwohl wir Ulrike das ganze Wochenende über immer wieder die Hände auflegen und alles versuchen, stellt sich keine echte Besserung ein.

An diesem Wochenende ist der Seminarinhalt KAR – Karmic Atlas Release – oder die karmische Atlas Befreiung. Es gibt eine umfassende Einführung über den Atlas, seine Funktion und die Probleme, die sich aus Fehlstellungen ergeben können. Die medizinisch vorgebildeten Damen in der Runde – Annett und Christiane – leisten dabei wertvolle Beiträge. Schon minimale Fehlstellungen des Atlas können zu vielen unterschiedlichen Beschwerden führen, von Bluthochdruck über Stoffwechselstörungen bis hin zu Migräne, Tinnitus, Depression und vielem mehr.

Als Nächstes lernen wir, den Atlas energetisch auszurichten. Dies stellt sich für uns als äußerst herausfordernd und schwierig dar. Umfassender Übung bedürfen auch das Ertasten der Fortsätze dieses Wirbels unter den Ohren sowie das Fühlen winziger Einbuchtungen an der hinteren Schädelseite, an denen man eine Fehlstellung des Atlas erkennen kann. Und obwohl jede von uns mindestens fünf oder sechs Mal die Köpfe der gesamten Gruppe in den Händen hat, gelingt es noch immer nicht allen, einen wirklichen Befund zu ertasten.

Bei einer gemeinsamen, von Neti geführten, Meditation erhalten wir schließlich die Kraftanbindung an die für KAR benötigte Quelle. Es ist einfach unbeschreiblich, was ich während dieser Einweihung empfinde. Ich habe das Gefühl tiefster Verbundenheit mit allem, was mich umgibt – ganz so, als würde ich mich kurz darin auflösen. Auch die anderen erleben die gemeinsame Einweihung als überwältigend.

Sogleich probieren wir unsere neu übertragene Kraft in Partnerarbeit aus. Ich habe Schwierigkeiten mit der Koordination, rutsche mit meinen Fingern weg oder finde gar nicht erst den richtigen Punkt. Dafür habe ich während der gesamten Behandlung ein unglaubliches Kribbeln in den Fingern, welches mich dann schlussendlich auch davon überzeugt, dass hier wirklich Energie fließt. Katja hingegen stellt sich bei der Atlas-Behandlung von Anfang an ausgesprochen geschickt an. Sie hat weder Koordinationsprobleme noch irgendwelche Schwierigkeiten bei dem Ertasten der Atlasstellung. Heike, die mit Ulrike arbeitet, sagt: »Ich dachte zuerst, ich bekomme es nicht hin. Es war ja eine wirklich schwierige Koordinationsaufgabe. Aber dann klapperten bei Ulrike die Zähne und danach fühlte sie sich viel besser. Also, dann muss es ja funktionieren.«
»Für mich ist das mit dem Verstand nicht zu begreifen«, bringt sich Tanja ein. »Ich bin jetzt danach meine Kopfschmerzen los und habe ein richtig wohliges Gefühl.« Annett, die mit dem ganzen Thema viel unbefangener umgeht als ich, erzählt: »Es ist total erstaunlich! Ich schickte einfach nur die Impulse und hatte das Gefühl, dass ich gar nichts mache. Trotzdem spürte meine Partnerin eine große Veränderung und nach der Behandlung erkannte ich, dass die Stellung ihres Atlas anders war.« Und Ulrike, die in ihrem Zustand selbst nicht aktiv mitarbeiten kann, ergänzt: »Ich sehe bei jedem einzelnen von euch eine Veränderung in Statur, Motorik und Haltung. Am meisten fällt mir das bei Heike auf. Das ist wirklich nicht zu fassen!«

Den Atlas innerhalb kürzester Zeit, nur über die Absicht, energetisch korrigieren zu können, das ist für mich wieder ein unglaubliches Phänomen, das für mich mit dem normalen Menschenverstand nicht zu begreifen ist. Christiane erzählt mir später, als wir uns in Frabertsham wiedertreffen, dass aufgrund der Atlasreposition, die sie bei einem neunjährigen Mädchen durchführte, deren Lese-Rechtscheib-Schwäche schon nach zwei Sitzungen verschwand. Und dies ist nur eines von unzähligen Beispielen, die mir seit damals zeigen, was alleine mit dem Einsatz von KAR erreicht werden kann.

Am Sonntag nehmen Anna und ich Ulrike im Auto mit und bringen sie zu ihrer Familie nach Sachsen-Anhalt. Wir finden es alle wesentlich besser, sie in guter Betreuung zu wissen. Von dort aus fährt Ulrike in Folge öfter mit ihrem Bruder nach Berlin, um sich bei meiner Ärztin behandeln zu lassen, die ihre Ablehnung der Operation respektiert und ihr alternativ Krankengymnastik verschreibt. Parallel dazu senden wir alle Ulrike regelmäßig Heilimpulse. Ihr Zustand bessert sich aber nicht.

Annette Müller:

Die Halswirbelsäule ist der beweglichste Bereich der Wirbelsäule, Verbindung zwischen Kopf und Körper und gleichzeitig der empfindlichste und fragilste Teil. Der oberste Halswirbel ist der Atlas, auch C1 genannt. Auf zwei Stellen, die kleiner sind als Briefmarken, ruht der Kopf. Bei einem Auffahrunfall wie meinem, wird der Körper vom Sicherheitsgurt festgehalten und der Kopf nach vorne und dann zurück geschleudert. Das Eigengewicht des Kopfes zieht und dehnt ruckartig die gesamte Halswirbelsäule. Dieser Zug wirkt auf alle Bänder, Muskeln, Faszien, Bandscheiben, den Schluck- und Sprechapparat sowie schlimmstenfalls direkt auf das Rückenmark. Auch innere Organe wie der Magen, die Speiseröhre und der Herzbeutel können in Mitleidenschaft gezogen werden, denn sie sind über die Faszien mit der Schädelbasis verbunden. Beschleunigungsverletzungen ziehen meistens, wenn nicht immer, eine Dislokation des C1, also des Atlas, nach sich. Dies führt zu Bewegungseinschränkungen, Schmerzen zwischen den Schultern, Halsmuskelverspannungen, Schluckstörungen, Haltungsinsuffizienz, Seh- und Hörstörungen, Schwindel, Übelkeit und psychische Störungen sowie je nach Schweregrad der Verletzung auch »Drop Attacks« – auf Deutsch Sturzattacken. Zusätzlich sind weitere

Verletzungen der Halswirbelsäule, wie Zerrungen, Quetschungen der Nerven und Muskeln sowie eine Überdehnung der Bänder, Einblutungen und Einrisse der Halsmuskulatur typisch.

Auch die Geburt, insbesondere solche mit Geburtstrauma durch falsche Kindslage, Zangengeburten oder Saugglocke, kann Ursache einer Fehlstellung des Atlas sein. Die Folge sind sogenannten KISS-Babys – Säuglinge mit einer Kopfgelenk-Induzierte-Symmetrie-Störung. Dies äußert sich durch ständiges Schreien, Koliken sowie Schlaf- und Durchschlafstörungen. Solche Babys wollen meist auch nicht sitzen, sondern gleich stehen. Sie versuchen also eine psychomotorische Entwicklungsphase zu überspringen. Bei größeren Kindern kann ein falsch gelagerter Atlas die Ursache für Konzentrations- und Lernschwäche, Legasthenie und ähnliches sein. Auch der »Zappelphillip« hat mit größter Wahrscheinlichkeit einen schiefen C1.

Da der Kopf auf dem Atlas aufliegt, bietet ein schräger C1 keine gerade Auflagefläche. Das Gewicht des Kopfes wirkt ungleich und bewirkt damit, dass sich der Schwerpunkt des Körpers sowie die ganze Körperstatik verändern. Eine schlechte Haltung und Ungleichgewicht sind die Folge. Dazu kommt noch, dass sich in der oberen Halswirbelsäule 90 Prozent unserer Haltungsrezeptoren befinden. Wenn nun Reize auf diese Rezeptoren ungleich wirken, verändert sich die ganze Körperhaltung und die Wahrnehmung für die eigene Position im Raum ist beeinträchtigt. Das ist der Grund, warum manche Leute – ich gehöre dazu – beim Gehen leicht torkeln, gegen Türrahmen laufen und in Menschenansammlungen andere unabsichtlich anrempeln. Auch Gehirnimpulse können dann nur verändert den Körper erreichen. Dies führt zu Fehlsteuerungen der inneren Organe, bis hin zu chronischen Multisystemerkrankungen, wobei in diesem Fall mit klassischen Methoden keine Ursachen diagnostiziert werden können. Kranke Organe versorgen so schlussendlich das Gehirn in unzureichender Form, was die Ursache für Alzheimer, MS, ALS oder Demenz sein kann. Zusätzlich hat ein fehlgestellter Atlas Auswirkung auf das Herz-Kreislaufsystem und führt oftmals zu Herzrhythmusstörungen und Bluthochdruck. Oft kommt es auch zu neurologischen Störungen, deren Ursache die Schulmedizin nicht findet, und die schlussendlich als psychosomatisch bezeichnet werden.

Seinerzeit war mein ganz großes Glück, dass ich entgegen meiner Erwartung Hilfe durch Geistiges Heilen fand: Allerdings erst nach einer langen, erfolglosen und furchtbar schmerzhaften Odyssee durch die Schulmedizin. Dementsprechend ist es einer meiner Träume und Wünsche, Ärzten diese Methoden, die bereits mir und zahlreichen unserer Esperenten halfen, in die Hand zu geben. Mir wäre dadurch sehr viel Leid erspart worden. Das ist auch ein Bewegrund dafür, dass ich eine Ausbildung entwickelte, die auf die Bedürfnisse klassischer Mediziner zugeschnitten ist und es ihnen ermöglicht, KAR – die karmische Atlasbefreiung – und andere Techniken in ihrer Praxis anzuwenden.

Die Atlaseinrichtung ist etwas, das von einigen Therapeuten sowie von Laien an verschiedensten Orten angeboten wird. Solche Behandlungen sind aber rein mechanisch und bergen erhebliche Verletzungsgefahren in sich: Mich zum Beispiel würde eine solche körperlich-manipulative Behandlung, in der sogar oft eine Art Bolzenschussgerät verwendet wird, höchstwahrscheinlich in den Rollstuhl bringen. Bei KAR geschieht die Atlaseinrichtung hingegen rein energetisch, indem das Karma, das für die Schiefstellung des Atlas verantwortlich ist, aufgelöst wird.

24. Als wäre dort nie etwas gewesen

Ich lerne aus meiner langen Auszeit. Mein Arbeitsrhythmus ist nun ein anderer. Ich habe vorwiegend Klienten in Berlin – ob das ein Zufall ist oder nicht, sei dahin gestellt. Es ermöglicht mir auf alle Fälle, mit dem Fahrrad statt dem ICE zur Arbeit zu fahren und mich regelmäßig meinem Reha-Sport zu widmen. Seit langer Zeit genieße ich meine Arbeit wieder.

Für September nehme ich keine Termine an, sondern fliege bereits in den ersten Tagen des Monats nach Frabertsham, wo ich fast vier Wochen verbringe.
Zu dieser Zeit entschließe ich mich auch, die Pressearbeit für SAN ESPRIT zu übernehmen. Meine erste Pressemeldung lautet: DO UT DES - die dritten Heilertage im Chiemgau. Auch unterstütze ich Neti bei der Vorbereitung und Durchführung der zweitägigen Veranstaltung. Obwohl es viel zu tun gibt, nehme ich mir die Zeit für Heilsitzungen und die Arbeit mit Esperenten. Hierbei behandle ich einen Mann, der seit Jahren große Probleme mit seinem Rücken hat. Schon nach den ersten Behandlungen, die Neti und ich gemeinsam durchführen, entscheidet er sich dazu, seine Schmerztabletten abzusetzen und bleibt von diesem Tag an auch tatsächlich schmerzfrei.

In einer Heilsitzung, die ich mit ihm alleine durchführe, konzentriere ich mich auf seine Wirbelsäule. Ich lege die Hände unter seinen Hinterkopf und probiere etwas aus. In meinen Gedanken lasse ich einen feinen Draht aus Licht entstehen, der sich durch die Wirbelsäule des Esperenten zieht und von dort aus Energie in die Bereiche strahlen soll, in denen die Nerven vom Rückenmark aus in den Körper gelangen. Ich kann mir das sehr gut vorstellen, weil ich mich aufgrund meiner eigenen Krankengeschichte seit geraumer Zeit eingehend mit der Wirbelsäule beschäftige. Als ich den Herrn nach der Behandlung nach seinen Empfindungen frage, antwortet e , dass sein Körper jetzt gleichmäßig warm ist und er im linken Fuß mehr Gefühl hat. Dann sagt er: »Es mag seltsam klingen, aber während der Sitzung hatte ich zwischendurch auch kurz das Gefühl, dass jemand einen Draht durch meinen Rücken zieht.«

Durch die Anwesenheit in Frabertsham bin ich in der Lage, viele weitere, unglaubliche Heilerfolge mitzuerleben und zahlreiche Gespräche mit Neti und Zita zu führen. Neti erzählt mir unter anderem von einem ganz besonderen Behandlungsergebnis einer Schülerin, die erst vor kurzem in einem anderen Kurs das dritte Modul abschloss. Eine Frau ließ sich ihre rechte Hand, die durch Strahlenschäden gelähmt war, behandeln. Sie konnte die Hand weder fühlen noch bewegen. Nach der zweiten Heilsitzung kehrte bereits wieder ein Gefühl in die Hand zurück und es waren winzige Bewegungen spürbar. Nach der sechsten Sitzung konnte die Frau schließlich ihre Finger bewegen und diese fast zu einer Faust ballen. Neti dokumentierte diese Ergebnisse nach jeder Sitzung mit einer Videokamera. Als ich mir die einzelnen Videos anschaue, kann ich mich nur schwer beruhigen und sage: »Wenn ich das erzähle, das glaubt mir kein Mensch! Das ist unfassbar!«

Ähnlich geht es mir auch, als ich von ihr die Geschichte einer Dame höre, die Neti mit Brustkrebs im fortgeschrittenen Stadium aufsuchte – die Metastasen breiteten sich bereits auf Lunge, Unterleib, Leber und Knochen aus. Bevor sie den Weg nach Frabertsham fand, hatte diese Esperentin bereits eine Odyssee bei Ärzten, aber auch Heilern, hinter sich gehabt. Bei SAN ESPRIT wurde sofort intensiv mit ihr gearbeitet. Sie wurde von einer ganzen Schülergruppe betreut: Die Internistin Frau Dr. med. Schaarschmidt aus Traunstein, die selbst seit Januar des Jahres Schülerin der ÉCOLE SAN ESPRIT gewesen war, übernahm hierbei die schulmedizinische Überwachung. Das abschließende Ergebnis verschlägt mir die Sprache. Sie hatte keinerlei Metastasen mehr: Weder in der Lunge, im Unterleib, der Leber und auch nicht in den Knochen! Der Tumor zeigte sich stark verkleinert und war auch nicht mehr in den Brustmuskel eingewachsen. Das Brustgewebe war wieder viel weicher. Einer der beiden Tumormarker befand sich wieder im Normbereich und der andere stand still.

Aber es gibt auch Menschen, denen zwar in Frabertsham geholfen werden konnte, die aber nicht in der Lage waren, ihre eigenen Gedanken dieser unglaublichen Dimension der Veränderung folgen zu lassen. Einem Mann, der mit ALS, einer degenerativen Erkrankung des motorischen Nervensystems, zu SAN ESPRIT gekommen war, erging es so. In der Videodokumentation zeigt mir Neti, wie dieser Mann, der vor der Behandlung selbst mit Krücken kaum laufen konnte, nach der Heilsitzung aufstand und ohne Gehhilfen mehrmals im Raum sicher auf und ab ging.
»Bei fatalen Erkrankungen mit rasanter Degeneration ist auch ein radikales Umdenken der Heilungssuchenden erforderlich«, erläutert Neti und berichtet, dass es diesem Esperenten nach eigenen Aussagen nicht gelang, seinen Gedanken eine andere Richtung zu geben. Sie fügt hinzu: »Immer und immer wieder zog es ihn in die Überzeugung, dass er unheilbar erkrankt war und deshalb nicht genesen konnte.« Und so verschlechterte sich sein Zustand auch immer wieder nach einer Weile.

Nach den Heilertagen bleibe ich gleich bis zu unserem letzten Ausbildungsmodul in Frabertsham. Und dann ist es endlich soweit: Wir können alle gar nicht glauben, dass zwei Jahre Ausbildung damit schon fast vorbei sind und genießen unser letztes Beisammensein umso mehr. Gleich am Anfang widmen wir uns Ulrike, deren gebrochener Arm und die hiermit verbundenen Sehnenverletzungen einfach nicht heilen wollen. Es geht ihr zwar im Vergleich zum letzten Mal ein wenig besser, aber nach der langen Zeit müssten die Knochen längst zusammenwachsen sein. Wir besprechen ausführlich, was man nun alles tun kann, um Ulrikes Zustand zu verbessern. Gezielt wenden wir, entweder alle gemeinsam oder einzeln nacheinander, all das reichhaltige Wissen an, über das wir inzwischen verfügen. Wir beraten uns bei jeder Anwendung, was wir, wie und warum, machen. Das kommt fast einer Abschlussprüfung in amazinGRACE gleich. Noten gibt es natürlich nicht, dafür Hilfestellungen und Rückmeldungen, die für unsere weitere Arbeit wichtig sind. Bei Ulrike passiert dann im Laufe der ausgedehnten Heilsitzung unheimlich viel. Was Ulrike dabei spürt und mitteilt, ist zuweilen unglaublich. Zwischendurch testet Christiane immer wieder die Mobilität von Ulrikes Arm, die sich zusehends verbessert. Am Ende der abendfüllenden Behandlung kann Ulrike den Arm bereits ziemlich weit hochheben und ihre Hand schmerzfrei drehen. Wir atmen alle auf und sind gespannt, wie das wohl am nächsten Morgen aussieht.

Als Ulrike zum Frühstück erscheint, strahlt sie über das ganze Gesicht und berichtet, dass sie in dieser Nacht das erste Mal seit dem Unfall wieder auf der Seite schlafen konnte. Schmerzen verspürt sie keine. Wir sind erleichtert. Und doch mischt sich in meine Freude auch die Frage, warum die Wirkung nach unserem langen Bemühen erst jetzt bei ihr einsetzt. Trotz unserer ersten intensiven Behandlungen vor über sieben Wochen und zahlreicher durch Fernheilung gesendeten Heilimpulse, musste Ulrike bis gestern mit dem gebrochenen Arm, Schmerzen und der damit einhergehenden Krankschreibung leben. Wie sich aber etwas später herausstellt, hatte auch all das einen ganz bestimmten Sinn.

Genau wie ich einige Monate zuvor, konnte sich Ulrike in diesen sieben Wochen schonen und erhielt die Möglichkeit, über sich und ihr Leben nachzudenken. Nach dieser langen Zeit entschloss sie sich dazu, in ihrem sehr stressigen Arbeitsleben etwas zu verändern – gegebenenfalls sogar ihren Job zu kündigen. Ihr Chef war daraufhin bereit, Kompromisse einzugehen, um Ulrike zu halten. Dazu gehörte auch, dass sie nicht mehr über ihr Aufgabengebiet hinaus arbeiten musste. So erfuhr sie eine wesentliche Entlastung.

Kurze Zeit nach unserem letzten Treffen in Frabertsham ruft Ulrike Neti dann mit einer unglaublichen Nachricht an. Vor wenigen Stunden ging sie noch einmal zu einer gründlichen Untersuchung in die Berliner Charité. Ihr Arm wurde geröntgt. Der Arzt, der sie dort schon über die ganze Zeit behandelt hatte, traute seinen Augen nicht, als er auf das Bild schaute: Er sah nichts!

Es sah so aus, als wäre dort nie ein Bruch gewesen.

Annette Müller:

Ich tanze für mein Leben gern. Mit Tänzern zu arbeiten, ihnen durch amazinGRACE und KAR eine Haltung zu ermöglichen, die sie in ihre Mitte bringt und Gelenkschäden vermeidet, ist mir eine ganz besondere Freude. Eines Tages nahm ich an einem Tanzkongress in Slowenien teil. Am ersten Abend ging ich in die Tiefgarage des Hotels, um mit meinem Auto zu einer Veranstaltung zu fahren. Alles war sehr schlecht beleuchtet. Plötzlich schwand der Boden unter meinen Füßen und ich trat in die Tiefe. Ich kam mit meinem rechten Fuß auf. Es krachte und ich wusste bereits in diesem Moment, dass er gebrochen war. Ich bekam sofort Schüttelfrost und konnte nicht mehr aufstehen. Gäste trugen mich in das Foyer des Hotels.

Ich versuchte mich selbst zu heilen, doch ohne Erfolg. Die Schmerzen waren einfach zu überwältigend. Nach einer Stunde pochenden und klopfenden Schmerzes ließ ich mich von einem Taxi ins Krankenhaus fahren. Man vermutete einen Anbruch des Mittelfußknochens. Mein Fuß wurde komplett eingegipst und ich erhielt zwei Krücken. Zurück im Hotel begann mein Fuß anzuschwellen und hörte einfach nicht mehr damit auf. Die Schmerzen wurden stärker und stärker. Ich war verzweifelt und bekam es mit der Angst zu tun. Warum um Gottes Willen hatten die Ärzte meinen Fuß vollkommen eingegipst, das darf man doch eigentlich gar nicht, dachte ich. Noch heute erschaudere ich, wenn ich an damals zurückdenke – wissend, dass mich dieses falsche, schulmedizinische Vorgehen damals meinen Fuß hätte kosten können.

Mitten in der Nacht rief ich Annette an und erzählte ihr weinend, was passiert war. Sie begann mit der Fernheilung. Sofort hatte ich ein Gefühl, als ob eine Art Schicht oder Schleier, vielleicht auch ein Tuch, von meinem Fuß gezogen war. Ein Teil der Schmerzen verschwand. Das Pochen und Klopfen ließ nach, mein Fuß schwoll nicht weiter an und am nächsten Morgen konnte ich den Fuß im Gehgips problemlos belasten. Ich bin überzeugt davon, dass Annette damals dafür verantwortlich war, dass die Schwellungen aufhörten und nichts wirklich Schlimmes in dem Gips passierte.

Zurück in Deutschland suchte ich eine orthopädische Praxis auf. Der Arzt meinte: »Wie haben Sie denn das geschafft?« Drei Gelenke waren ausgerissen und zwei der Fußwurzelknochen waren gebrochen. Auch er war entsetzt darüber, dass der Fuß eingegipst worden war und sagt mir, dass ich ein Riesenglück hatte, dass mein Fuß nicht weiter angeschwollen war. Im schlimmsten Fall hätte ich meinen Fuß verlieren können. Ich bekam einen Unterschenkel-Liegegips und durfte meinen Fuß für sechs Wochen nicht belasten. Eine Operation stand im Raum – ich war verzweifelt. Doch alle meine Schüler und Absolventen legten mir immer wieder die Hände auf und schickten mir Impulse via Fernheilung. Es war unser großes Ziel, dass die ausgerissenen Gelenke wieder in ihre ursprüngliche Stellung zurückwandern, und zwar ohne Operation. Nach sechs Wochen wurde bei mir schließlich ein Kontroll-CT gemacht und gleich danach gab es einen Auflauf von Ärzten um die Bilder: Auf diesen sah man, dass meine Gelenke wieder dort waren, wo sie hingehörten und alle Brüche wunderbar verheilt waren.

Das Staunen der Ärzte blieb mir bis heute in Erinnerung.

25. Schwingungen und Herzenswünsche

Als Nächstes steht CLEARISE auf dem Programm. CLEAR bedeutet reinigen und RISE anheben. Nach der am Nachmittag geplanten Einweihung sollen wir in der Lage sein, Plätze, Gebäude und Gegenstände von negativen Frequenzen zu reinigen, sie energetisch umzuwandeln und das Schwingungsniveau auf einen der Gesundheit zuträglichen Stand zu erhöhen.

Dass dies möglich ist, daran zweifle ich keinen Moment. Im Mai waren Christiane und Kathrin bei mir zu Besuch. Kathrin entstörte damals meine Wohnung. Zuvor hatten wir ein Glas Wasser vor die Wohnungstür gestellt, um anschließend den Unterschied testen zu können. Denn durch CLEARISE wird auch das Leitungswasser in eine rechtsdrehende, hochschwingende Qualität gebracht. Als Kathrin fertig war, kosteten wir das nicht entstörte Wasser von draußen sowie das aus der Leitung stammende in der nun höher schwingenden Wohnung. Und wie erwartet, gab es einen wirklich beträchtlichen Unterschied. Außerdem kontrollierten wir vor und nach CLEARISE alle Ecken meiner Behausung mit einer Wünschelrute und sahen anhand des Ausschlags auch hier eine deutliche Veränderung. Ich hatte auch das Gefühl, dass nun die Farben meiner vielen Bilder, die an den Wänden hängen, intensiver waren. Doch das war bei weitem noch nicht alles: Bevor Christiane und Kathrin an diesem Tag zu mir kamen, machte ich die Wohnung gründlich sauber. In meinem Arbeitszimmer befand sich zum Beispiel ein Regal, auf dem ich jede Woche Staub wischen musste, da man auf seinen dunklen Brettern jedes Körnchen sofort sah. Auch der Laminatboden der Wohnung erforderte tägliches Saugen, weil dort stets nach kurzer Zeit wieder Staubflu sen herumhuschten. Nach Kathrins Wohnungsentstörung musste ich dann zu meiner Überraschung drei Wochen lang weder den Staubsauger noch ein Putztuch in die Hand nehmen – es war einfach nicht mehr notwendig. Und da war auch noch meine große Palme, die seit einiger Zeit immer mehr Blätter verloren hatte und alles andere als üppig und schön aussah. Sie war in einem so erbärmlichen Zustand, dass ich sie eigentlich schon seit längerer Zeit entsorgen wollte. Doch kurz nach Kathrins Einsatz erschienen an ihr plötzlich erste frische, hellgrüne Blattansätze, die sich rasch entfalteten. Und so steht diese Palme noch heute in voller Pracht an ihrem Platz.

In Erwartung unserer Einweihung begeben wir uns nun – jeder für sich – für eine Stunde zu einer Schweigemeditation in die Chiemgauer Natur. Danach treffen wir uns, ohne ein Wort zu sagen, im blauen Zimmer, wo Neti uns – ebenfalls schweigend – zu unserer letzten Kraftanbindung empfängt. Ich schließe meine Augen und Neti beginnt mit der Einweihung. Ein Meer aus Tränen läuft meine Wangen hinab. Es ist so, als hätte jemand alle Dichtungen aus meinen Augen herausgeschraubt. Es ist ein berührendes Erlebnis. Ich fühle mich mit der ganzen Welt verbunden und empfinde diese eine Stunde als Ewigkeit. All das ist mit Worten nicht zu beschreiben. Am liebsten will ich meine Augen gar nicht mehr öffnen.

Mit den uns zur Verfügung stehenden Autos fahren wir gegen Abend zum Elektrizitätswerk & Kraftwerk Wasserburg. Dieses soll uns als erster Test für unsere neu erworbene Kraft dienen. Jede von uns hat eine Wünschelrute dabei und erhält die Aufgabe, einen bestimmten Teil des Geländes zu entstören. Zunächst testen wir den Zustand des gesamten Areals. Anschließend überprüfen wir die einzelnen Abschnitte. Wie zu erwarten, gehen unsere Ruten alle überkreuz zusammen, was eine äußerst hohe Verstörung und Verstrahlung bedeutet. Dann führen wir die CLEARISE Entstörung durch. Es folgt ein neuerlicher Test. Die Ruten öffnen sich weit: Operation gelungen, Kraftwerk entstört…

Alle von uns wenden später in ihrem Umfeld die neuen Fertigkeiten an. Ich nehme mir Berliner Häuser und U-Bahnhöfe vor. Tanja will es ganz genau wissen und lässt ihr Wasser zu Hause vor und nach der Entstörung von einem österreichischen Experten für Wasserschwingung fotografieren: Der Unterschied zwischen der Vorher- und Nachher-Aufnahme ist klar erkennbar. Christiane neutralisiert mit CLEA-

RISE sogar die Folgen der Bestrahlung einer Krebspatientin. Diese war zunächst skeptisch, spürt aber dann die Wirkung: Genau an der Stelle, an der sie bestrahlt wird, bemerkt sie ein Ziehen und Stechen. In weiterer Folge verträgt sie die Bestrahlungen besser. Außerdem hat sie wieder mehr Lebensmut. Sie ist schlussendlich davon überzeugt, dass dieses »Nichts« doch hilft.

Am Abend des für uns alle so eindrucksvollen CLEARISE Tages sagt Neti: »So, jetzt steht ihr voll in der Kraft.« Und genauso fühle ich mich auch: frei und voller Kraft. Ich genieße dieses Gefühl und die gleichzeitig in mir ruhende Sicherheit, selbstbestimmt zu sein. Ich bin völlig unbeschwert, geradezu überschwänglich. »Vom Opfer zum Schöpfer werden«, sagte Neti in irgendeinem Zusammenhang einmal. Jetzt begreife ich voll und ganz, was sie damit meint. Ich fühle mich erleuchtet.

Die Stimmen der anderen holen mich wieder zurück in den Raum. Sie stellen Neti und Zita Fragen nach ihren Erlebnissen in Indien. Als ob ich mit meinen Erleuchtungsgedanken gerade das richtige Stichwort gebe, erzählt Zita nun, wie sie vor vielen Jahren glaubte, erleuchtet zu sein. Damals reiste sie mit Neti nach Indien und wurde ebenfalls Schülerin eines bedeutenden Meisters. Das große Ziel des Meditierens und Dienens, die Erleuchtung, setzte bei Zita augenscheinlich bereits nach überraschend kurzer Zeit ein. Zumindest glaubte sie das, denn sie spürte schon seit mehreren Tagen ein ungeheures Kribbeln auf ihrem Kopf. Und die anderen hatten stets gesagt, dass man die Erleuchtung zuerst am Kronenchakra spürt. Sollte das mit der Erleuchtung tatsächlich so schnell gehen, fragte sie sich etwas verwundert. Als sich das Kribbeln allerdings über die Tage so sehr verstärkte, dass Zita anfangen musste, sich hysterisch am Kopf zu kratzen, wurde ihr endgültig klar, dass nicht die Erleuchtung in ihrem Kronenchakra Einzug erhielt. Es waren vielmehr Läuse, die sich mit rasender Geschwindigkeit in ihren Haaren vermehrten. Wir alle brechen in schallendes Gelächter aus.

Als wir uns alle allmählich wieder beruhigen, spricht Neti über die Bandbreite der Möglichkeiten, die uns nun mit dieser letzten Einweihung zusätzlich zur Verfügung stehen. Neben der Fähigkeit der soeben erlebten Entstörung können wir von jetzt an auch Kristalle programmieren, um sie zur Ausleitung von Giftstoffen aus dem Körper unserer Esperenten zu nutzen. Zudem können wir Gegenstände so beeinflu - sen, dass diese die Entstör- und Umwandlungsfunktion eigenständig und dauerhaft übernehmen. Neti überreicht jeder von uns eine Medikamententasche, ein Pillendöschen, spezielle Einlegesohlen für Schuhe sowie einen Kristall und ein Gemlett. All diese Dinge programmieren wir nun unter Netis Anleitung zu Gebrauchsgegenständen mit der bereits erwähnten Schutzfunktion. In der Medikamententasche und dem Pillendöschen werden so zukünftig alle darin aufbewahrten Medikamente entstrahlt, entstört und die darin enthaltenen Schadstoffe auf ein Minimum reduziert. Die Einlegesohlen schützen, gleich dem Gemlett, Personen, die sie tragen, vor negativer Neuverstrahlung.

Am Sonntag führt uns Neti in eine Technik ein die sie, gleich SKY – der revolutionären Methode zur Auflösung und Entfernung emotionaler Blockaden – aus Hawaii mitbrachte. In Verbindung mit der hohen Schwingungsenergie, über die wir nun verfügen, verhilft uns diese Technik zur Manifestation von Visionen oder Lebenszielen – sei es bei uns selbst oder bei Esperenten.

Wir besitzen ja bereits umfangreiches Wissen über die richtigen Wunschtechniken und sind uns im Klaren darüber, wie wichtig es ist, richtige Formulierungen für das Unterbewusstsein zu erarbeiten. So bringt jede von uns schon nach einiger Zeit ihre Vision aufs Papier. Danach teilen wir uns in kleinere Gruppen auf. Diejenige, die gerade mit ihrer Vision an der Reihe ist, soll sich nun mit all ihrem Gefühl in eine Situation begeben, in der die Vision bereits die Wirklichkeit darstellt. Die Gruppe entwickelt zusätzlich Gesprächsszenarien, die in dieser geschaffenen Wirklichkeit spielen. Und so gelingt es jeder von uns an diesem wunderbaren Tag sich emotional in den bereits erfüllten Herzenswunsch zu begeben, der dann anschließend manifestiert wird.

Ein Teil meiner Vision verwirklicht sich bereits kurz darauf mit der Immatrikulation meiner jüngeren Tochter an der medizinischen Fakultät einer deutschen Universität, was zum damaligen Zeitpunkt schier aussichtslos scheint. Ein weiterer Teil meiner Vision erfüllt sich mit der Beendigung dieses Buches. Über die anderen Details meines komplexen Herzenswunsches bewahre ich an dieser Stelle erst einmal Stillschweigen. Auch von den Erfüllungen der Herzenswünsche anderer Schülerinnen berichte ich an dieser Stelle nicht, da diese privater Natur sind.

Annette Müller:

Es gibt Orte, an denen wir uns wohl fühlen, andere an denen wir uns nicht so gut fühlen und es gibt Kraftorte – all das ist eine Frage der Schwingung.

Vor vielen Jahren war ich mit Günter, meinem damals zukünftigen Mann und Vater meiner Tochter in den USA auf Urlaub. Dort fuhren wir mitten in einer finsteren Nacht Richtung Grand Canyon und irgendwie hatte ich währenddessen irgendwann das Gefühl, als wären wir schon da. Ich teilte Günter meine Empfindung mit, doch er sagte nur sein typisches »Ach was!« und meinte, dass es laut Tachometer noch einige Meilen bis dorthin seien und wir unmöglich schon da sein können. Ich sah durch das Autofenster: Überall war Dunkelheit, ich erkannte nichts. Trotzdem wurde mein Gefühl, dass wir schon am Canyon sind, immer stärker. Irgendwann drängte ich Günter anzuhalten. Ich war aufgeregt und davon überzeugt, dass wir schon an unserem Ziel sind. Ich stieg aus und erkannte ein Geländer. Ich fasste es an und blickte plötzlich in eine brummende, elektrisierende Schwärze, die meinen Atem stocken ließ. Für eine Sekunde erfuhr ich Ewigkeit: Millionen und Milliarden von Jahren offenbarten sich mir in diesem einen kurzen Augenblick. Ich fiel in ein unendliches und wundervolles Nichts und war gleichzeitig selber dieses Nichts. Mein Bewusstsein dehnte sich aus, ich ließ Vernunft und Verstand hinter mir und war für einen Augenschlag dieser Canyon – vom ersten Tropfen Wasser in der Wüste, bis hin zur heutigen Erosion. Es war unbeschreiblich ergreifend, ein heiliger Moment. Plötzlich packte mich jemand am

Arm, rüttelte mich heftig und zog mich weg. Es war Günter, den ich wie aus weiter Ferne rufen hörte: »Schnell weg hier! Nichts wie weg hier!« Er schob mich auf den Beifahrersitz, rannte um den Wagen herum, ließ den Motor an und gab Gas. Noch heute, Jahre später, zählt diese Begebenheit am Grand Canyon – samt Günters Panikattacke – zu einen meiner Lieblingsgeschichten, wenn es um sein typisches Leugnen von Dingen geht, die nicht sein konnten, weil sie in seinen Augen einfach nicht sein durften. Oder wie Günter es immer gerne ausdrückte: »Ach was!«

Informationen und Energien sind an Orten wirksam und für manche Menschen auch spürbar. Wenn wir Orte mit CLEARISE energetisch umwandeln, dann bedeutet das nicht, dass zum Beispiel Wasseradern, die sich dort befinden, plötzlich weg sind. Stattdessen erhöhen wir Schwingungen. Es riecht plötzlich besser, Streit im Büro oder Familien verschwindet, Spannung baut sich ab und viele – ganz viele – Dinge ändern sich auf schier unerklärliche Weise.

26. Auf zu neuen Ufern

Das Ende unserer zweijährigen Ausbildung ist schließlich gekommen. Nach etlichen Umarmungen und Tränen der Rührung und Freude wird noch ein Klassenfoto geschossen. Dann setzen wir uns ein letztes Mal an den großen Tisch im Seminarraum, um Neti und Zita unseren Dank sowie persönliche Rückmeldungen zu geben.

»Ich danke euch!« beginnt Annett. »Ich habe hier wirklich unglaublich viel gelernt. Und obwohl ich ja fortwährend erlebte, zu was ich fähig bin, dachte ich mir noch immer, dass das alles einfach nicht sein kann. Es ist unfassbar! Ich vermisse den Kurs jetzt schon. Schade, dass diese zwei Jahre viel zu schnell vorbeigingen.«

Renata gefällt insbesondere, mit welcher Sicherheit und Klarheit Neti all den Schülern den Weg bereitete, so dass sie sich alle gerne und mit Stolz als ihre Schüler bezeichnen. »Ich wusste ja schon immer, dass da etwas ist, was auf mich wartet. Doch die Umsetzung in die Realität, also die Manifestation dessen, hätte ich alleine nie geschafft. Für mich ist deine Unterstützung ein wunderbares Geschenk – eine Unterstützung, mit der du mich noch mehr in die Klarheit geführt hast. Gestern, während der Einweihung, war ich erfüllt mit einer Art Verschmelzung in mir und um mich herum. Diese Fülle, das Licht, die Weite, die Freiheit und eine unglaubliche Klarheit: Das alles spüren zu können, war wundervoll. Es arbeitet jetzt noch in meinen Körperzellen. Ich empfinde das als absolute Ausdehnung meines Horizonts.«

Ulrike spricht von der wunderbaren und faszinierenden Fülle tatsächlicher Möglichkeiten, über die sie nun verfügt, um das Ziel der Heilung zu erreichen. »Die Art und Weise, wie mir dieses Wissen und die Fähigkeiten vermittelt worden sind, ist einzigartig. Ich habe ja bereits viele verschiedene Ausbildungen, deshalb weiß ich diese hier ganz besonders zu schätzen.« Dann betont Ulrike noch, dass sie das Wirken von Neti, in ihrer Aufgabe uns auszubilden, als besonders herausragend einschätzt und dass uns mit dieser Ausbildung ein Zugang offen steht, auf den sie jederzeit zurückgreifen kann. »Dieses allumfassende Wissen und insbesondere die Ermächtigungen haben eine ganz besondere Tiefe. Das Neue, was ich hier fand, begleitet mich fortan in meinem täglichen Leben. Es ist immer da!«

Für Angelika ist dieser Kurs wie das Einsteigen in eine Rakete, die einen mit Vollgas aus dem Sumpf zieht. Sie ist auch der festen Überzeugung, dass diese Ausbildung für sie von unglaublicher Bedeutung ist und dass diese zwei Jahre ihrer persönlichen Entwicklung dienen. »Ich danke dem Himmel dafür, dass er mich zu amazinGRACE, dieser speziellen Ausbildung, führte. So wie ich mich vorher gefühlt hatte, so möchte ich mich nie wieder fühlen. Wenn ich mir nun mein Leben ohne das hier Erfahrene und Erlebte vorstelle, dann wird mir bewusst, dass ich mich noch immer nur im Kreis drehen würde. Jetzt aber bin ich nicht mehr in dieser Spirale. Ich befinde mich auf dem Weg in die Freiheit!«

Tanja sagt: »Diese Ausbildung würde ich jederzeit sofort wieder machen. Ich habe jetzt schon einige wunderbare Heilungen zu verzeichnen und ich freue mich darauf, mein neues Wissen weiter in die Tat umzusetzen und noch mehr Erfolge zu erzielen.«

Katja sieht amazinGRACE als Geschenk Gottes. »Mir geht es ausgezeichnet. Ich bin glücklich und zufrieden, gleichzeitig verblüfft und überrascht über das, was ich jetzt alles in der Lage bin zu tun und zu geben. Es ist für mich absolut göttlich, diese Gnade zu erfahren.« Dann lobt sie noch die sympathische und einfühlsame Art und Weise des Unterrichts.

Heike findet es toll, dass sie alles ohne Anstrengung lernte. »So einen Kurs kannte ich bis jetzt nicht. Die Herzlichkeit untereinander, der liebevolle Umgang und die gegenseitige Unterstützung gefallen mir sehr. Ich fühlte mich über die ganze Zeit unglaublich wohl. Es gab keinerlei Zwang oder Konkurrenz. Ich bedanke mich bei Zita ganz herzlich für ihr immer offenes Ohr, und bei Neti für all ihre Unterstützung!«

Christiane bedauert – wie wir alle – dass die Ausbildung schon vorbei ist. »Allerdings beginnt nun auch ein neuer Lebensabschnitt für mich. Ich bin wirklich gespannt darauf, all das auszuprobieren und anzuwenden, was wir an diesem letzten Wochenende lernten. Ich habe sogar schon einen Termin zur Schulentstörung, das mache ich dann gleich am Montag. Dieses Wochenende und die letzte Einweihung bewirkten bei mir auch eine immense Anhebung des Bewusstseins: In mir befinden sich nun Dinge, von denen ich schon immer wusste, dass sie da sind. Doch jetzt erfahre ich sie auch – sie sind Tatsache. Der praktische Transfer in den Alltag, darauf kommt es an. Es bleibt also keine rein theoretische These oder mit viel Glück eine Erfahrung, die uns in einem geschützten Raum begegnet. Meine alltägliche Wirkung und das Wirken meiner Person sind mir nun bewusster und ich bin um einiges wirkungsvoller, da ich durch die gewachsenen Kräfte und neuen Fähigkeiten einfach mehr erreiche.« Dann bedankt sie sich noch einmal ausgesprochen herzlich bei Neti und Zita für die fürsorgliche Unterstützung, die Lehren und ihr großes Herz, mit denen sie Christiane und uns alle begleiteten.

Damit spricht sie uns allen aus der Seele.

Schließlich sage ich: »Noch vor zwei Jahren konnte ich mir nicht einmal in meinen wildesten Träumen vorstellen, dass ich jemals eine Ausbildung zum Geistigen Heilen mache. Vom heutigen Standpunkt aus betrachtet, ist das, was mit mir seit Beginn des Kurses passierte, eigentlich in einer so verhältnismäßig kurzen Zeit unmöglich. Aber, was ist schon Zeit? – Vielleicht einfach eine von uns noch nicht erfassbare Illusion. Noch vor etwas mehr als zwei Jahren sah ich Menschen wie euch als hoffnungslose Spinner an. Und heute? Heute bin ich mitten unter euch! Ich bin nun eine von euch! Und dafür danke ich Gott!

Annette Müller:

Wie für Annette beginnt für alle Schüler mit amazinGRACE eine Reise in das Unbekannte, in das Innerste des Menschseins – begleitet von Zweifeln, aber auch unzähligen Erfolgserlebnissen, die Sicher-

heit geben. Der Weg zu sich selbst führt zur Erkenntnis der eigenen Göttlichkeit. Jeder der Absolventen ist ein Spross genau dieser alles-veränderten Erkenntnis. Sie ermöglichen fortan anderen Menschen ihr Bewusstsein anzuheben und offen zu werden für das unglaubliche Wirken jedes einzelnen. Es ist der Beginn eines zufriedenstellenden und glücklichen Lebens: Sinn-voll, glanz-voll und wunder-voll!

Nachwort

Auf der Spur des Unfassbaren

Gewöhnlich denken Naturwissenschaftler in Kategorien, in denen Dinge, die Annette Müller vollbringt und lehrt sowie andere sogenannte übernatürliche Phänomene keinen Raum haben. Alles, was nicht mit dem etablierten Lehrbuchwissen vereinbar ist, wird als »nicht-existent« oder esoterischer Humbug eingestuft. Als ich im Jahre 1977 als frischgebackener Absolvent der Universität Göttingen meine Promotionsurkunde erhielt, ging es mir nicht anders. Damals hätte ich mir in meinen kühnsten Träumen nicht ausmalen können, was ich im Jahre 2009 anlässlich der Heilertage »DO UT DES« im Chiemgau einmal tun würde: Im Rahmen einer Podiumsdiskussion vertrat ich, die für einen Naturwissenschaftler ungeheuerliche These, dass bestimmte »paranormale« Phänomene mit den Erkenntnissen der modernen Quantenphysik in Einklang gebracht werden können. Wie kam es zu diesem Gesinnungswandel?

Die ersten Gedanken in dieser Richtung hatte ich vor rund 25 Jahren, und zwar unbeeinflusst von irgendwelcher Literatur zu dem Thema, die damals – abgesehen vom Briefwechsel C. G. Jungs mit Wolfgang Pauli sowie Fritjof Capras »Tao der Physik« – ohnehin nur in Ansätzen erkennbar war. Zu diesem Zeitpunkt war ich Ressortleiter »Forschung« beim Magazin »highTech« in München. Beim Kaffee diskutierte ich eines Tages mit Dr. Dr. Reinhard L., einem neuen Kollegen, der unmittelbar nach der Wende aus der ehemaligen DDR in unser Redaktionsteam gekommen war. Reinhard hatte zuvor an den russischen Universitäten St. Petersburg (damals noch Leningrad) und Eriwan Physik studiert.

Da ich Chemiker bin, wollte ich von ihm als Physiker wissen, ob die Vorstellung eines menschlichen »Quantengeistes«, mit dem sich mühelos »übernatürliche Phänomene« erklären lassen, gegen irgendwelche physikalischen Gesetze verstößt. Reinhard verneinte dies und teilte mir mit, dass sich in Russland bereits hochrangige Wissenschaftler über dieses Thema Gedanken gemacht hätten.

Dennoch: Irgendwie hielt mich etwas davon ab, mich zu diesem Thema öffentlich zu äußern. Zu groß war die Angst, als Wissenschaftler und Journalist in die esoterische Schublade zu geraten. Heute sehe ich, dass das ein Irrtum war, denn rund 15 Jahre später trat der inzwischen verstorbene Professor Dr. Hans-Peter Dürr, als ehemaliger Leiter des Max-Planck-Instituts für Physik in München, mit einer sensationellen These an die Öffentlichkeit. Dabei ging es im Kern um die Auffassung, dass der Dualismus kleinster Teilchen nicht auf die subatomare Welt beschränkt, sondern vielmehr allgegenwärtig sei. Mit anderen Worten: Der Dualismus zwischen Körper und Seele war für Dürr ebenso real wie der »Welle-Korpuskel-Dualismus« kleinster Teilchen. Seiner Auffassung nach existiert auch ein universeller Quantencode, in der die gesamte lebende und tote Materie eingebunden ist. Dieser Code soll sich über den gesamten Kosmos erstrecken.

Neue Erkenntnisse aus der Wissenschaft untermauern die Thesen des Vordenkers Dürr. So wiesen Wissenschaftler am CERN unlängst nach, dass der Informationsaustausch zwischen verschränkten Teilchen völlig unabhängig von der Entfernung simultan – also mit unendlich hoher Geschwindigkeit – erfolgt. Das war die experimentelle Bestätigung des Einstein-Podolsky-Rosen (EPR) Phänomens, welches in der Literatur auch als »Einsteins Spuk« bezeichnet wird. Mit dieser Erkenntnis steht die Menschheit an der Schwelle einer neuen Epoche, einer Revolution des Konzeptes von Natur und Welt.

Die aus der Entdeckung resultierenden Erkenntnisse stellen das bisherige materialistisch geprägte Weltbild grundlegend auf den Kopf. Einige Wissenschaftler sind inzwischen davon überzeugt, dass die Quantenphysik die Universalsprache des Universums ist. Seit dem Urknall sind große Bereiche des Universums miteinander verschränkt, und es findet ein steter Informationsaustausch statt. Da neuesten Erkenntnissen zufolge auch die komplexen Vorgänge des Bewusstseins den Regeln der Quantenphysik unterliegen, ist jedes Individuum ein Teil eines großen Ganzen. Auf eine geniale Weise sind die kleinsten Bausteine der Materie miteinander verbunden. Dies macht uns zu aktiven Mitgliedern eines kommunizierenden Universums. Jedes Individuum ist demnach ein Teil eines großen Ganzen.

Das Universum ist demnach keine Ansammlung von zufällig zusammen gewürfelter Materie, sondern vielmehr ein Netzwerk und somit eine Ganzheit. Ein Quantenpotenzial durchdringt den gesamten Weltraum und verbindet die Quantensysteme miteinander. Biomoleküle, aktive Zellen und lebende Wesen können auf diese Weise unabhängig von Entfernung und Zeit miteinander kommunizieren. Bisher als übernatürlich oder paranormal betrachtete Phänomene wie seltsame Zufälle, Vorausahnungen, Jenseitskontakte, Nahtoderfahrungen, energetisches Heilen, der siebte Sinn der Tiere und vieles andere mehr werden durch die neuen Erkenntnisse in ein völlig neues Licht gerückt.

Seit 2009 bin ich als Gastredner regelmäßig auf den Heilertagen im Chiemgau vertreten. Auf die spannenden und anregenden Diskussionen mit den Teilnehmern freue ich mich stets.

Dr. Rolf Froböse, Dipl.-Chemiker, Wissenschaftsjournalist und Buchautor (u. a. »Die geheime Physik des Zufalls« und »Der Lebenscode des Universums«)

Annette Müller

Das Beste aber, das dir begegnen wird, werden die Menschen sein

FONTANE

SAN ESPRIT
VERLAG

Das Beste aber, das dir begegnen wird, werden die Menschen sein

---

Annette Müller
SAN ESPRIT VERLAG

Taschenbuch:
ISBN 978-3-943099-08-9
€ 6,85

Über die wahre Bedeutung des Menschseins

Ein berührendes Buch über faszinierende Begegnungen

Die Autorin Annette Müller leitet lediglich mit einem Prolog in die Lektüre dieses wahrhaft persönlichen Buches ein. Es folgen zwölf berührende Kapitel, in denen Menschen, die der begnadeten Geistheilerin begegnet sind, aus ihrer jeweiligen Perspektive über ihren eigenen Weg zum Geistigen Heilen erzählen.

Diese bewegenden Berichte sind weit mehr als nur Beschreibungen – es sind vielmehr schnörkellose Einladungen, unmittelbar an ganz besonderen Erlebnissen und den damit verbundenen Zweifeln, Ängsten sowie vor allem an der hiermit verbundenen Freude teilzuhaben. Die Geschichten ermutigen, auf Kräfte zu vertrauen, die in jedem einzelnen von uns schlummern und diese wachzurufen. Das Buch macht uns auf jeder Seite bewusst, dass wir wahrlich Unglaubliches bewirken können, wenn wir alte Pfade und beengende Muster verlassen.

Annette Bokpe

EMOTION
und
PSYCHE

Heilung durch die Kraft der Meister

Vorwort von Dr. Ruediger Dahlke

SAN ESPRIT
VERLAG

Emotion und Psyche
Heilung durch die Kraft der Meister

Annette Bokpe
SAN ESPRIT VERLAG

Taschenbuch:
ISBN 978-3-943099-10-2
€ 14,99

E-Book:
ISBN 978-3-943099-19-5
€ 14,99

Jeder hat sie in sich, die göttliche Energie. Aber kaum jemand ahnt, wie man sie sich zugänglich machen kann. Auch Annette Bokpe war kritisch, als sie von ihrer Freundin und Mentorin Annette Müller erfuhr, wie einfach es sein kann, diese kraftvolle Energie zu nutzen, um damit andere Menschen und sogar sich selbst zu heilen. Die von Annette Müller entwickelten Methoden SKYourself® und amazinGRACE® bergen einen Zugang zu dem Jahrtausende alten Wissen großer spiritueller Meister. Die damit bislang bei vielen Menschen erzielten Heilerfolge sind jenseits der herkömmlichen Vorstellungen unserer Gesellschaft: Psychische Konditionierungen, die uns den Weg zu unserem wahren Selbst verstellen, werden mit SKYourself® aufgelöst.

… ich kann dieses Buch nur jedem empfehlen, der seinen Horizont und sein Bewusstsein erweitern will. Dieses Buch zielt auf alle, die noch nicht ganz eingeschlafen sind und stattdessen komplett erwachen wollen. Daher gibt es ein ungeheuer großes Potenzial an Lesern, für die dieses Buch einen wichtigen und entscheidenden Impuls auf ihrem Lebensweg darstellen kann.

Aus dem Vorwort von Rüdiger Dahlke

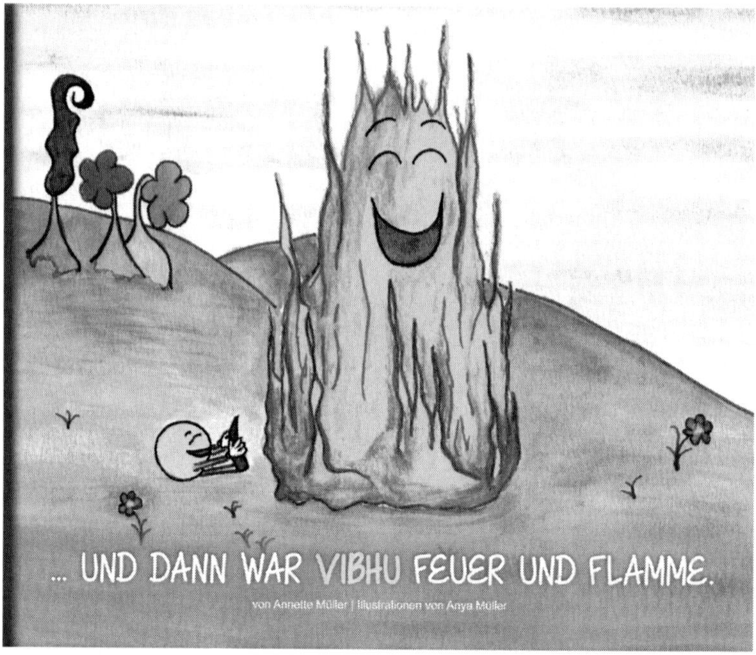

...und dann war Vibhu Feuer und Flamme

Text und Idee von Annette Müller
Illustration von Anya Müller
SAN ESPRIT VERLAG

Hardcoverbuch: ISBN
978-3-943099-06-5
€ 11,95

Vibhu ist zwar nur ein Stück Holz, ein kleines und ganz gewöhnliches, und dennoch schafft das kleine Ding Außergewöhnliches. Es bringt fertig, was selbst so manche Könige, Staatspräsidenten, Supermanager und Superreiche nie schaffen. Sie alle wollen die Spitze erklimmen, dort sein, wo kaum jemand ankommt, dem Himmel ganz nahe sein und sich von der Sonne liebevoll streicheln lassen.

Auch Vibhu will das. Aber dieses kleine Holz sieht, wie einsam und kalt es dort oben ist. Wieder zurück auf der Erde, bei sich angekommen, erlebt Vibhu eine Überraschung. Da ist jemand, der in ihm viel mehr als ein Stück Holz erkennt – er kann Vibhu nämlich entfachen und sich an ihm wärmen. Eine Erfahrung, die Vibhus Welt verändert und ein Lebensgefühl, mit dem Vibhu die Welt verändert.

Ursprünglich hatte Annette Müller gar nicht vor, diese Geschichte zu schreiben, um sie einer großen Leserschaft zu präsentieren. Die Autorin wollte lediglich mit einer Parabel verständlich machen, was im Kern ihrer eigentlichen beruflichen Tätigkeit geschieht. Sie ist Leiterin der ersten Fachklinik für Geistiges Heilen in Deutschland und Gründerin der Heilerschule École San Esprit.

Praktiken und Heilerfolge, die zu Annette Müllers Alltag gehören, haben ihren Ursprung im Wissen alter Meister der Sufi- radition, der Veden und in dem, was die Bibel als Heiligen Geist beschreibt. Was Menschen früherer Zeiten und anderer Kulturen mit selbstverständlicher Achtung betrachteten, erscheint vielen heutigen geheimnisvoll und nicht nachvollziehbar.

Mit Hilfe ihrer bebilderten Parabel gelingt es der Autorin nicht nur den Kern heilender Arbeit zu erklären. Mit ihrem Bilderbuch lässt sie großen wie kleinen Lesern ein Licht aufgehen. Ein Licht, das erkennen lässt, welche Energie in jedem Menschen schlummert und wie jeder Mensch mit dieser Energie lebendig- und gesundmachend auf andere wirken kann.

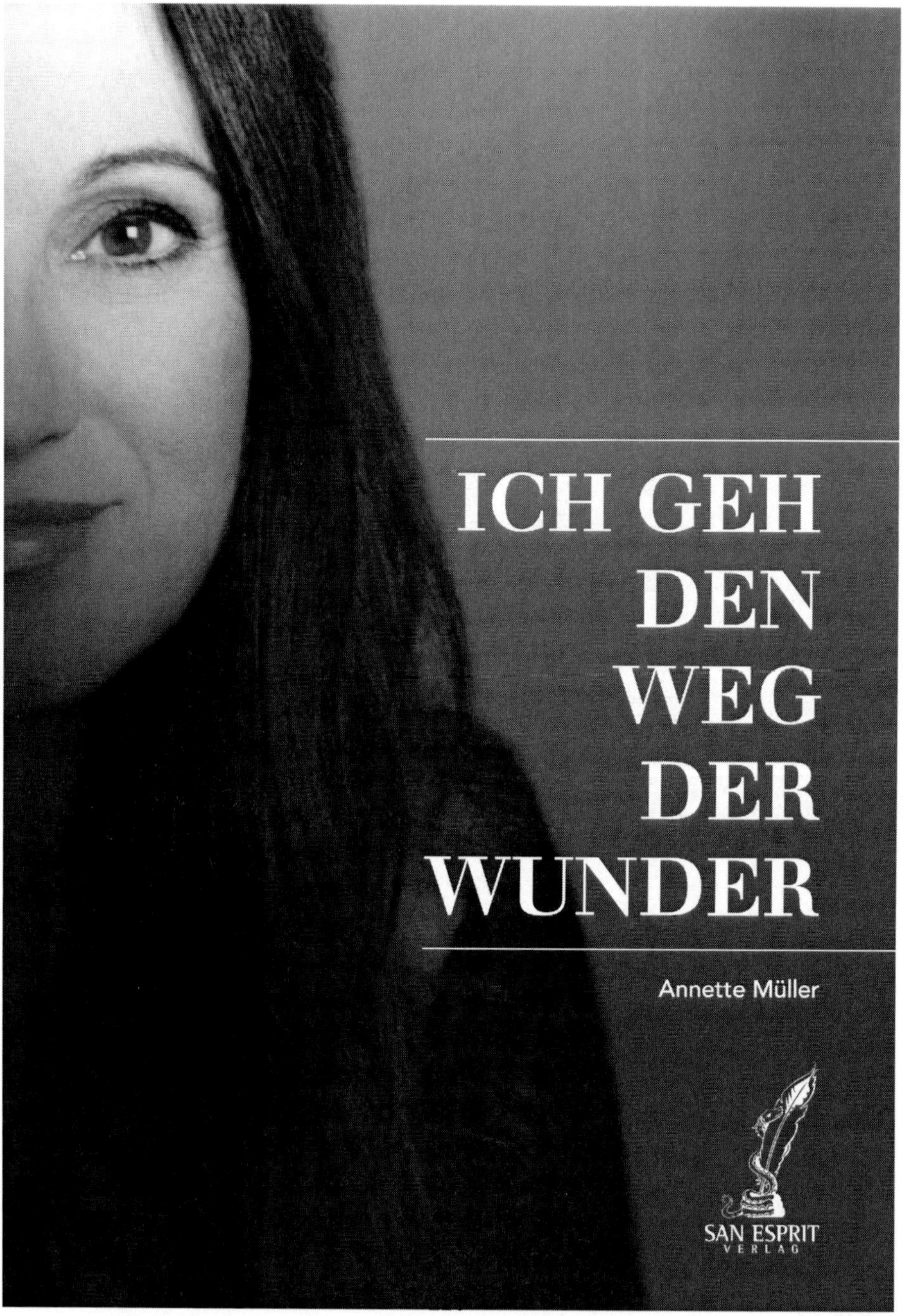
ICH GEH DEN WEG DER WUNDER
Annette Müller
SAN ESPRIT
VERLAG

Ich geh den Weg der Wunder

Annette Müller
SAN ESPRIT VERLAG

Taschenbuch:
ISBN 978-3-943099-00-3
€ 8,75

E-Book:
ISBN 978-3-943099-02-7
€ 8,99

Durch einen Autounfall aus ihrem geschäftigen Leben als Verlagskauffrau herauskatapultiert und einer darauf folgenden Odyssee durch die Schul- und Alternativmedizin fand Annette Müller den Weg zu einem Geistheiler.

Die Begegnung mit den geistigen Kräften berührte sie so sehr, dass sie diesen Weg der Heilung weiter beschritt und schließlich selbst das Geistige Heilen erlernte. Heute leitet sie die erste stationäre Fachklinik für Geistiges Heilen in Deutschland und die daran angeschlossene Heilerschule École San Esprit. In ihrer Autobiographie lässt Annette Müller den Leser Anteil nehmen an ihrem außergewöhnlichen und wechselvollen Leben. Spannend und lebensnah werden die schicksalhaften Ereignisse geschildert, die sie schließlich zur erfolgreichen Geistigen Heilerin werden ließen.

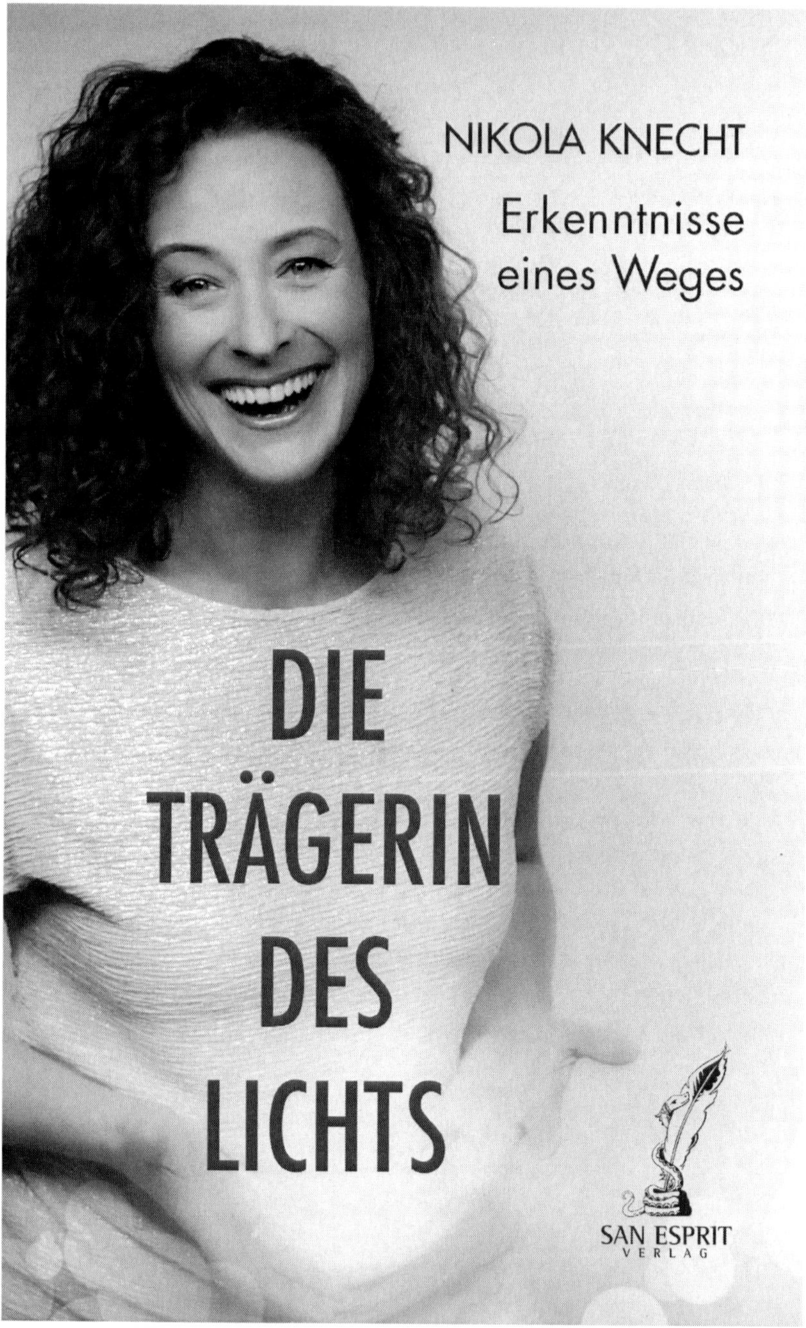
NIKOLA KNECHT
Erkenntnisse
eines Weges
DIE
TRÄGERIN
DES
LICHTS
SAN ESPRIT
VERLAG

Die Trägerin des Lichts

Nikola Knecht
SAN ESPRIT VERLAG

Taschenbuch:
ISBN 978-394-309911-9
€ 11,99

E-Book:
ISBN 978-3-94309-912-6
€ 7,99

Die weibliche Antwort auf Paulo Coelhos »Handbuch des Kriegers des Lichts«

Inspiriert durch Coelhos spirituelle Selbstreflexionen in seinem Buch entstand im gleichen Schreibstil die weibliche Antwort auf fast jedes Kapitel. Die Autorin empfand seine Verse oft als zu kriegerisch und daher eher entfremdend als gemeinschaftlich versöhnend. Mit diesem poetischen Werk hat Nikola Knecht den fehlenden Part erschaffen; den, der weiblichen, friedfertigen und ausgleichenden Kraft die wir zu einem erfüllenden Leben brauchen.

»Diejenigen, die mit dem Herzen die Erkenntnisse der Trägerin des Lichts lesen, werden spüren, dass es mit dem Herzen geschrieben und mit dem Herzen erfahren wurde. Alles entspringt meinem tiefen gefühlten Verstehen, das in meiner individuellen Selbstverständlichkeit begründet ist.«

Nikola Knecht

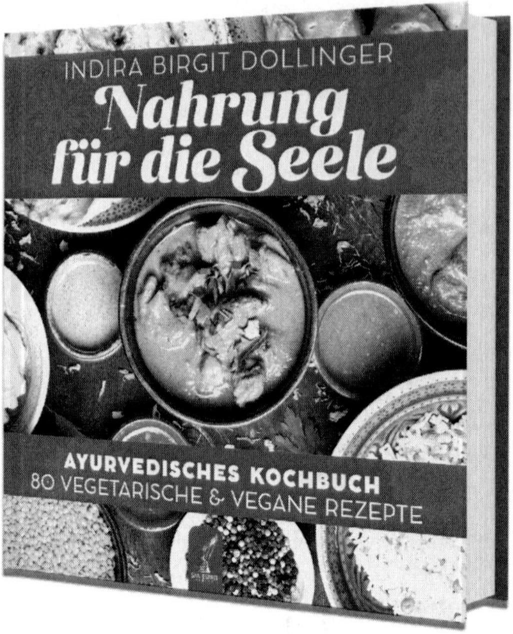

NAHRUNG FÜR DIE SEELE
80 vegetarische & vegane Rezepte

Indira Birgit Dollinger	**Hardcover**
SAN ESPRIT VERLAG	ISBN 978-3-943099-32-4
	€ 23,99

Dieses Buch vermittelt Wissen und Können. Es ist eine Fusion der Ayurvedischen Ernährungs- und Kochphilosophie, sowie der westlichen Ernährungslehre. Für westlich geprägte Menschen wird hier die Ayurveda Philosophie verständlich und nachvollziehbar dargestellt. Dadurch kann man sich mit dem Basiswissen der Philosophie, den Konstitutionstypen, den unterschiedlichen Geschmäckern und mit der Ayurvedischen Küche vertraut machen. Man findet ein gesundes Mittelmaß zwischen typgerechter Ernährung, Geschmack und vor allem auch Genuss. Das Besondere an den Rezepten ist die Kombination aus ayurvedisch, vegetarisch und vegan. Alle Rezepte bieten eine gesunde und schmackhafte Alternative zur herkömmlichen Ernährung. Dabei spielen die Freude am Kochen und Essen eine ganz wichtig Rolle.

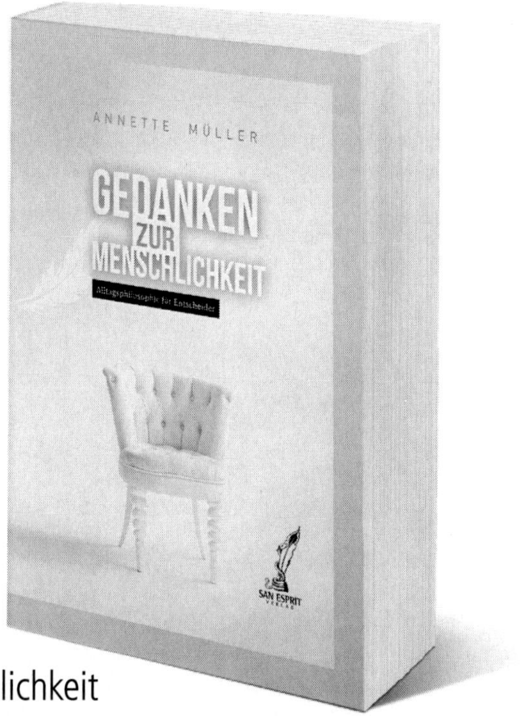

Gedanken zur Menschlichkeit
Alltagsphilosophie für Entscheider

Annette Müller
SAN ESPRIT VERLAG

Taschenbuch
ISBN 978-3-943099-31-7
€ 17,49
E-Book: ISBN 978-3-943099-41-6
€ 14,99

Wer in der westlichen Welt lebt, ohne darüber nachzudenken, wer er ist, wo ihn sein Weg hinführt und was das Leben für einen Sinn hat, der ist meist in gewisser Weise unglücklich. Obwohl wir global betrachtet im Vergleich zu ärmeren Regionen sprichwörtlich in Saus und Braus leben, tragen wir eine große Unzufriedenheit in uns. Wir sind gefangen im Hamsterrad des Lebens. Was dabei auf der Strecke bleibt, ist unser Bewusstsein. Dabei kann jeder sein Bewusstsein weiterentwickeln und zum Bewusstseins-Evolutionär werden, indem er sich auf alte Weisheiten besinnt, sich nach innen wendet und Möglichkeiten findet, sich selbst weiterzuentwickeln. Mit „Gedanken zur Menschlichkeit" präsentiert Annette Müller wertvolle Impulse, die dazu anregen sollen, das eigene Menschsein zu hinterfragen und den Aufbruch zu wagen in eine bewusstere, selbstbestimmtere Zukunft.